TRAITEMENT CHIRURGICAL

DES

ABCÈS DU FOIE DES PAYS CHAUDS

Étude clinique et expérimentale

PAR

G. ZANCAROL

Médecin en chef de l'hôpital grec d'Alexandrie
Membre correspondant de la Société de chirurgie et de la Société médicale
des hôpitaux de Paris

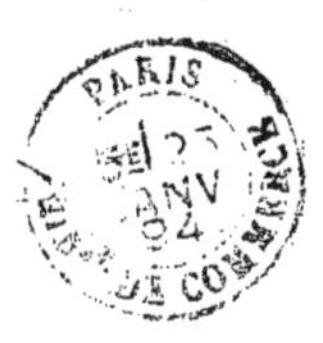

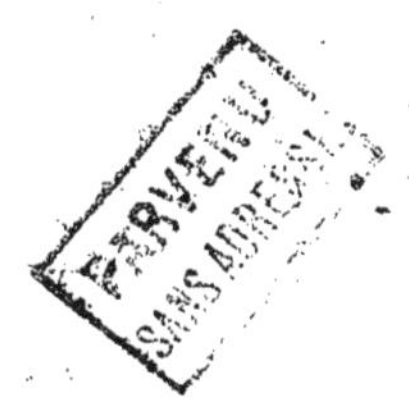

PARIS

G. STEINHEIL, ÉDITEUR

2, RUE CASIMIR-DELAVIGNE, 2

1893

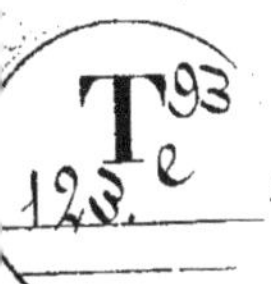

TRAITEMENT CHIRURGICAL

DES

ABCÈS DU FOIE DES PAYS CHAUDS

TRAITEMENT CHIRURGICAL

DES

ABCÈS DU FOIE DES PAYS CHAUDS

Étude clinique et expérimentale

PAR

G. ZANCAROL

Médecin en chef de l'hôpital grec d'Alexandrie
Membre correspondant de la Société de chirurgie et de la Société médicale
des hôpitaux de Paris

PARIS

G. STEINHEIL, ÉDITEUR

2, RUE CASIMIR-DELAVIGNE, 2

1893

TRAITEMENT CHIRURGICAL

DES

ABCÈS DU FOIE DES PAYS CHAUDS

INTRODUCTION

Vingt-sept années d'expérience dans un hôpital qui a reçu un plus grand nombre de malades avec abcès du foie que tous les autres hôpitaux en Égypte, m'ont démontré, que le seul moyen de guérison de ces malades est l'évacuation du pus : tout autre moyen en dehors de celui-ci est illusoire.

Cette évacuation du pus arrive de deux manières : 1° Par l'ouverture spontanée de l'abcès dans un autre organe en communication avec l'extérieur ; 2° Par l'ouverture artificielle chirurgicale.

L'évacuation spontanée est loin d'être encourageante : elle est longue et douteuse dans ses résultats ; souvent la mort survient avant que l'abcès fasse son chemin à l'extérieur, et quand cela arrive, le malade est épuisé. La matière purulente se vide incomplètement et bien des fois l'organe qui sert de passage au pus hépatique est vitalement endommagé, sans compter que la pyohémie, avec ses conséquences désastreuses, est assez fréquente, pendant l'évacuation de ces abcès, à travers d'autres organes.

Il est donc incontestable, comme je le ferai ressortir dans le cours de mon travail, que le meilleur traitement de ces abcès est l'ouverture chirurgicale. Mais les résultats fournis par ce traitement sont d'autant meilleurs que l'intervention est faite à temps, avant que le foie soit par trop détruit par la suppuration : sans pourtant opérer trop tôt, pour donner le temps aux foyers séparés de la suppuration de se réunir, comme du reste nous espérons le prouver dans le chapitre de la pathogénie des abcès hépatiques. Enfin, condition capitale, faire choix du meilleur procédé opératoire : question qui n'est pas encore jugée, malgré tout ce qui a été dit jusqu'à ce jour.

Quel est donc le meilleur procédé opératoire pour les abcès du foie ?

Le meilleur procédé doit remplir les conditions suivantes :

1° Une large ouverture, pour que toute la surface de l'abcès soit accessible à la vue et aux manipulations nécessaires, pour obtenir une toilette aussi complète que possible de l'abcès ;

2° Limiter, ici plus qu'ailleurs, au minimum, la perte du sang, sur un malade déjà épuisé par une longue suppuration ;

3° Obtenir une plaie cutanée aussi petite que possible, ou au moins rendre cette surface cruente peu apte à l'absorption des matières septiques, par lesquelles elle sera souvent et pour longtemps baignée, et être en mesure de la maintenir dans un état d'asepsie relative ;

4° Éviter, pendant et après l'opération, l'épanchement du pus dans la cavité péritonéale et dans la plèvre, quand il n'y a pas d'adhérence, comme il arrive assez souvent. En tenant compte que, sauf pour les abcès du lobe gauche du foie, on est presque toujours obligé pour ceux du lobe droit, d'ouvrir le diaphragme, et par conséquent, de les faire communiquer avec la plèvre et le péritoine en même temps.

Inspiré par ces idées, je cherchais depuis longtemps un procédé opératoire qui aurait pu remplir ces conditions. Après une longue observation et plusieurs tâtonnements, je suis arrivé, en

1884, à adopter un procédé qui compte aujourd'hui 9 années d'expérience, et une statistique de 157 observations. Ce procédé a déjà été publié en 1887, au Congrès des médecins grecs, après trois années d'application. Depuis lors, je lui ai fait encore subir plusieurs modifications. Je crois qu'aujourd'hui il se rapproche beaucoup des conditions exposées plus haut, pour qu'on puisse le considérer comme le meilleur des procédés, si on en juge d'après mes résultats. Ces résultats sont d'autant plus concluants qu'ils ont à leur avantage, une statistique nombreuse dressée dans un même milieu et par le même opérateur ; avantage qui permet d'écarter jusqu'à un certain point les conclusions erronées, qui peuvent découler d'une statistique ne remplissant pas ces conditions.

CHAPITRE PREMIER

Procédé opératoire.

I

Avant de commencer la description de ma manière d'opérer les abcès du foie, il est nécessaire de faire ressortir que le procédé opératoire ne peut pas être le même pour tous les abcès du foie. Il doit être modifié d'après le siège de ces abcès ; car un abcès du lobe gauche est très différent d'un abcès du lobe droit au point de vue opératoire. Un abcès du foie qui communique avec le poumon, cavité ouverte à l'extérieur, ne peut pas être traité de la même façon qu'un abcès du foie qui est en communication avec la plèvre, cavité close.

Ainsi donc, je m'occuperai des abcès du lobe droit, du lobe gauche, de ceux ouverts dans les poumons ; des abcès ouverts dans la plèvre ; de ceux ouverts dans l'intestin ou l'estomac, ou le péricarde, et enfin dans le péritoine.

L'opération comprend trois temps :

1° Exploration de l'abcès ;

2° Ouverture de l'abcès ;

3° Toilette de l'abcès.

Abcès du lobe droit. — Après une antisepsie très rigoureuse, et l'anesthésie complète, comme pour toute autre opération, on procède au premier temps de l'opération.

1° EXPLORATION DE L'ABCÈS. — Un trocart explorateur, ou

une aiguille cannelée de dimension moyenne, est enfoncée dans l'endroit présumé de l'abcès. Ce trocart sert, non seulement pour découvrir l'abcès, mais aussi pour se rendre compte de ses *dimensions* et de sa *direction;* au besoin même, on enfonce une seconde ou une troisième aiguille sans inconvénient.

La direction et les dimensions de l'abcès, autant que cela se peut, étant ainsi reconnues, on procède au second temps de l'opération.

2° OUVERTURE DE L'ABCÈS. — On fait une incision, au thermocautère, de la peau et des parties molles à l'union du tiers supérieur avec les deux tiers inférieurs de l'abcès dont on suppose connaître, comme on l'a dit plus haut, les dimensions et la direction. Cette incision doit être parallèle à la côte correspondante ; cette dernière mise complètement à nu, toujours au *thermocautère,* on la résèque au niveau des angles de la plaie. La longueur du fragment de côte réséqué doit être égale au diamètre correspondant à l'étendue de l'abcès, qu'on ne doit pas dépasser. On doit éviter de blesser, autant que cela se peut, l'artère intercostale ; mais si cela arrivait, on n'a pas à s'en préoccuper ; car l'hémorrhagie, d'habitude, s'arrête d'elle-même, à l'ouverture de l'abcès.

On enfonce alors dans la cavité de l'abcès, le couteau du thermocautère toujours à l'union du tiers supérieur avec ses deux tiers inférieurs. J'insiste, de nouveau, sur ce dernier point, car l'observation clinique m'a montré que, si l'incision était faite plus haut, on risquerait par le retrait du foie qui se fait à coup sûr, de voir disparaître le parallélisme de la plaie cutanée et de la plaie hépatique.

Le trocart explorateur qui est resté en place, lors de l'exploration, peut servir de guide à la lame du thermocautère. On fait alors une ouverture suffisante pour introduire un doigt dans la cavité de l'abcès. Ce doigt, une fois dans l'abcès, sert comme crochet pour tenir le foie en contact immédiat avec les parois thoraciques, afin d'éviter l'épanchement du pus dans la plèvre et le péritoine en cas d'absence d'adhérences. Ce doigt, sert aussi comme conducteur pour introduire un écarteur qui remplace le doigt. Celui-ci est porté alors vers la lèvre opposée de la cavité de l'abcès, de façon à faciliter l'introduction, de la même manière et pour le même but, d'un second écarteur. Les deux écarteurs une fois en place, sont confiés à un aide, qui doit, *pendant tout le temps*, tenir les parois de l'abcès accolées aux parois thoraciques. A ce moment de l'opération toute crainte d'épanchement du pus étant écartée, on élargit l'incision, toujours au thermocautère, pour lui donner comme limite les deux angles de la plaie cutanée.

3° TOILETTE DE L'ABCÈS. — Ce temps est le plus long et aussi le plus important. C'est de celui-ci que dépend, bien souvent, le succès de l'opération. Les écarteurs, toujours en place, comme il a été dit plus haut, on procède au nettoyage de l'abcès : je fais d'abord passer un courant d'une solution chaude d'acide salicylique au millième ; cette irrigation est continuée jusqu'à ce que l'eau de lavage sorte tout à fait claire, et de temps à autre, je détache, avec mes doigts ou des éponges montées avec du coton stérilisé, les caillots de pus qui adhèrent aux parois de l'abcès, ainsi que toutes les parties sphacélées du tissu hépatique. C'est à tort que ce point de l'opération a été considéré comme un raclage. C'est un nettoyage avec des éponges montées et pas autre chose.

Quant au raclage au moyen d'instruments, je le considère comme inutile et dangereux. Je ne cesse ce nettoyage qu'après m'être assuré *de visu*, quand cela est possible, que la surface de l'abcès est littéralement propre, rouge et granuleuse. Après cette toilette je remplis la cavité hépatique de gaze iodoformée. Ce tamponnement fait, on retire alors les écarteurs qui sont restés jusque-là en place, et un pansement aseptique est appliqué. Ce pansement n'est renouvelé que quand il est souillé en dehors.

D'habitude, le second pansement est fait le troisième ou quatrième jour. Les pansements sont faits sans écarteurs, car même avant les 24 heures, les adhérences sont déjà formées (1). A chaque pansement, on fait le lavage de la cavité avec la solution salicylique chaude et en grande quantité jusqu'à ce que l'eau sorte claire ; et on la bourre de gaze iodoformée. Celle-ci n'est remplacée par la gaze stérilisée que lorsque des signes d'intoxication par l'iodoforme viennent à se présenter.

Ordinairement, et cela est pour ainsi dire la règle, la fièvre disparaît après l'opération pour ne plus reparaître. Si la fièvre recommence, les pansements sont faits tous les jours et même deux fois par jour. Mais, si malgré cela la fièvre persiste, c'est un signe presque certain de multiplicité d'abcès ; et alors le pronostic est fatal, comme je l'ai déjà dit, il y a bien longtemps.

J'ai opéré par ce procédé, 115 abcès du lobe droit qui m'ont donné 54 guérisons, 4 malades sortis avant guérison, et 57 morts. Sur ces 57 morts, avec 46 autopsies, trente-deux fois j'ai pu constater la présence d'abcès multiples et quatorze fois d'abcès uniques. En déduisant donc des 57 morts, 32 abcès multiples (qui sont fatalement mortels), il en reste 25, c'est-à-dire une mortalité de 31,5 0/0, en tenant compte que sur onze malades, il n'y a pas eu d'autopsie. Sur les seize cas d'abcès uniques, il y a eu douze cas dont la mort ne peut être attribuable à l'opération, ces derniers étant compliqués (2).

Abcès du lobe gauche. — Leur fréquence est de 18 0/0. Ces abcès font saillie d'habitude, aux creux épigastrique, ou bien sous les fausses côtes droites. Il est à remarquer également, qu'ils ne donnent jamais d'hémorrhagie sérieuse pendant l'opération. Pour cette dernière raison donc, et pour celle qui a trait au rayonnement du thermocautère sur le péritoine, j'ai adopté dans cette catégorie d'abcès, le bistouri. Je commence donc par

(1) Sur un opéré, ayant été obligé d'enlever le pansement, sept heures après l'opération, j'ai trouvé des adhérences déjà formées.

(2) Voir Obs. : I, VIII, XI, XVI, XVIII, XX, XXX, XLII, XLIV, XLVII, XLIX, LXII. Tableau des morts.

l'incision des parties molles, couche par couche, jusqu'au foie. Là, je m'assure avec le doigt s'il y a ou non des adhérences ; si des adhérences existent, je procède à la ponction et à l'ouverture de l'abcès, comme pour les abcès du lobe droit. J'introduis d'abord le doigt en crochet et ensuite les écarteurs pour immobiliser le foie, afin d'éviter la rupture des adhérences, après l'évacuation du pus ou pendant la toilette de l'abcès. S'il n'y a pas d'adhérences, je fais faire en plus, une *compression*, par la main d'un aide, à la partie inférieure du foie pour tenir les parois du ventre en contact avec la surface hépatique et éviter l'épanchement des liquides dans le péritoine ; et alors seulement je procède aux autres temps de l'opération, c'est-à-dire à la ponction, à l'ouverture, à l'introduction des écarteurs et à la toilette ; avec la seule différence, qu'ici l'incision est faite, un peu plus bas que pour le lobe droit : car le retrait du foie après l'évacuation du pus est bien plus marqué. Une fois les écarteurs en place, la compression des parois du ventre sur le foie est abandonnée. Toutes ces précautions pour éviter l'épanchement du pus sont de la plus haute importance, malgré la stérilité prétendue du pus hépatique et de son innocuité ; cette stérilité n'est pas à mon avis du tout justifiée, ni par la bactériologie, ni par la clinique. Je me réserve du reste de revenir plus tard sur cette intéressante question qui comporte avec elle plus d'un enseignement.

J'ai opéré par ce procédé 30 abcès du lobe gauche du foie avec 17 guérisons et 13 morts. Sur 10 autopsies qu'on a pu faire, nous avons trouvé 8 abcès multiples et 2 uniques. Ainsi la mortalité de ce groupe d'abcès, déduction faite des abcès multiples, est de 22,5 0/0. La cause de la mort dans ces deux cas d'abcès unique a été : 1° observation XLII, la vaste destruction du tissu hépatique par l'abcès (ce malade survécut deux jours) ; et 2° dans l'observation XXX, les adhérences de l'abcès au péricarde (ce malade survécut six jours).

Abcès ouverts spontanément dans la plèvre. — Les abcès du

foie, lorsqu'ils sont situés à la partie convexe de cet organe, s'ouvrent parfois dans la cavité de la plèvre droite. Le mécanisme de cette ouverture peut être ainsi conçu : Le foie contracte d'abord des adhérences très solides avec le diaphragme à tel point que la paroi de l'abcès hépatique et le diaphragme se confondent. Le progrès du travail inflammatoire et suppuratif aidant, il se produit à ce niveau, une perforation ; et le pus se vide dans la cavité de la plèvre. Dans ce cas, on opère comme pour les abcès du lobe droit, avec la seule différence que, comme l'antisepsie doit être ici plus minutieuse, il faut aussi une ouverture plus large. C'est pour cette raison qu'assez souvent je fais la résection de deux côtes. Il faut aussi tenir compte que l'ouverture de la cage thoracique doit correspondre, autant que possible, au point de communication de l'abcès avec la cavité pleurale. Quant à l'épanchement séreux de la plèvre, accident assez fréquent, je me borne à la seule aspiration du liquide, qui donne d'excellents résultats. Il arrive parfois que l'empyème est secondaire sans communication avec l'abcès du foie déjà opéré. Dans cette éventualité, il faudrait opérer l'empyème, toujours avec résection de côtes, indépendamment de la résection déjà faite pour l'abcès du foie, et on aurait alors deux cavités à deux étages superposés, comme dans le cas typique de l'observation XXI (voir Tableau des guérisons). En effet, dans cette observation, la réapparition de la fièvre après l'opération, était due à un empyème qu'on a opéré en pratiquant la résection d'une seconde côte ; ainsi donc le malade était porteur de deux ouvertures qui correspondaient à deux cavités : une supérieure, la plèvre ; l'autre inférieure, l'abcès.

En ce qui concerne leur fréquence, sur 562 cas de notre statistique générale, nous avons rencontré 35 communications de l'abcès avec la plèvre : en en déduisant 4 qui étaient accidentelles (post-opératoires), il en reste 31, soit le 5,5 0/0. Or, nous avons appliqué notre procédé 11 fois ; sur ces 11 cas ouverts dans la plèvre (voir tableaux), il y a eu 4 malades avec abcès multiples, dont l'abcès communiquant avec la plèvre n'a pas été opéré,

et qui ne doivent, par conséquent pas figurer dans cette catégorie (obs. VI *bis*, XXIII, XXXI, XL). Ont donc été opérés
7 malades, qui ont donné 4 guérisons (obs. LI, XXI, XXIV,
XV). Parmi les 3 morts, deux (XII, XVII) étaient porteurs d'abcès multiples, et un seul (LXII) atteint d'abcès unique. La mortalité est donc de 20 0/0 déduction faite des abcès multiples.

Dans cette catégorie d'abcès, l'avantage de mon procédé, com-
paré aux résultats des autres procédés de ma statistique, est
incontestable.

Ainsi, par les procédés antérieurs, j'avais : sur 20 cas 19 morts
et 1 guérison, soit le 95 0/0 de mortalité environ ; tandis que
par mon procédé, la mortalité tombe à 42 0/0, même en y fai-
sant entrer les abcès multiples.

Abcès ouverts dans le poumon. — Les abcès du lobe droit
du foie s'ouvrent parfois, comme on le sait, dans le poumon
droit, après avoir perforé le diaphragme. Ce sont ceux surtout
de la face convexe du foie, et plus spécialement ceux du segment
postérieur de cette face, circonstance importante au point de vue
opératoire, car c'est là qu'on doit les chercher ; il est donc
nécessaire de faire la ponction à la partie postérieure de la cage
thoracique. La proportion des abcès qui s'ouvrent dans le poumon est de 9,79 0/0.

Relativement aux autres ouvertures spontanées, celle qui se
fait par le poumon est aussi celle qui donne le plus de guérisons, même dans le cas où il n'y aurait aucune intervention.

C'est pour cela aussi que je n'opère ces abcès que quand la
fièvre persiste ou que le malade est privé de sommeil par la toux
et la dyspnée. L'opération donne également ici d'excellents résultats quand l'abcès est unique bien entendu, et si cette opération
est faite à temps avant que des dégâts sérieux et irréparables se
soient produits dans le poumon. Ont été opérés, par ce procédé,
9 malades, qui ont donné 7 guérisons et 2 morts, dont 1 porteur
d'abcès multiples ; ce qui donne, déduction faite des abcès multi-

ples, le 12,5 0/0 de mortalité, lorsque sans intervention et avant l'application de mon procédé, la mortalité était de 32 0/0. Car avant l'année 1884, les abcès du foie ouverts dans le poumon étaient abandonnés aux seuls efforts de la nature.

Ces résultats sont d'autant meilleurs qu'il ne rentre dans la statistique des opérés, que les cas les plus mauvais. Disons en passant, que la cause de la mort dans ces abcès est, dans la majorité des cas, la gangrène pulmonaire. La conduite à tenir pour ces sortes d'abcès est la suivante :

Si la fièvre persiste nonobstant l'évacuation spontanée du pus hépatique, ou si, même en l'absence de fièvre, le malade est privé de sommeil pendant plusieurs nuits par suite de toux continuelle et de dyspnée intense, je procède encore ici à l'intervention chirurgicale. Je commence par une simple ponction avec aspiration de l'abcès hépatique. Bien des fois cette simple évacuation est suffisante pour obtenir la guérison définitive (obs. XXXI, LX, LXI, LII, LIII, LVI).

Mais si, malgré l'aspiration, l'expectoration continue à être purulente, ou si la fièvre persiste, je procède alors à l'opération comme pour les abcès simples du lobe droit du foie.

Abcès en communication avec l'estomac ou les intestins. — Ces abcès donnent une mortalité assez élevée. La cause de cette mortalité est l'infection de ces abcès par le fait de leur communication avec le tube intestinal ; aussi, malgré l'évacuation du pus par les voies naturelles, doit-on les opérer. Le choix du manuel opératoire dépend uniquement du siège de l'abcès (Procédé du lobe droit ou lobe gauche).

On a opéré deux cas d'abcès du foie ouverts dans l'estomac et l'intestin. L'un de ces deux cas (obs. XLI) a guéri ; le second a été suivi de mort, l'abcès étant en communication en même temps avec l'estomac et avec le duodénum (obs. XXI).

Abcès en communication avec le péricarde. — Les abcès

du lobe gauche du foie, s'ouvrent parfois dans le péricarde.
(obs. XXVIII).

Pour ces abcès, je me suis borné jusqu'à présent à la seule
ouverture hépatique. Le résultat a été toujours mauvais. Je me
suis demandé, bien souvent, si l'ouverture simultanée de l'abcès
et du péricarde avec résection d'une côte et nettoyage de cette
dernière cavité, ne serait pas justifiée. Je me suis toujours arrêté
jusque aujourd'hui, aux difficultés du drainage du péricarde. Il
est possible que l'avenir me fasse renoncer à cette expectation
passive.

Abcès du foie ouvert dans le péritoine. — Les abcès du
foie s'ouvrent assez souvent dans le péritoine. Sur mes 157 opérés, j'ai observé huit fois l'ouverture spontanée de l'abcès dans
le péritoine (VI *bis*, IX, XV, XXII, XLIX, LIV, LXI, LXXIV),
soit le 4,60 0/0. Les abcès du lobe gauche viennent en première
ligne et c'est surtout les abcès qui siègent à la face inférieure
du foie, qui présentent cette éventualité. Au point de vue chirurgical, ces abcès peuvent se diviser en deux catégories : 1° les
abcès qui subissent l'enkystement, et 2° ceux qui ne le subissent
pas. Les abcès de la première catégorie sont justiciables de l'intervention chirurgicale ; ceux de la seconde ne le sont pas, et
cela, à cause du trop grand épuisement du malade qui rend l'intervention impossible. Quant au pronostic de ces abcès, il est
variable : Les abcès enkystés et uniques peuvent guérir par
l'opération ; les abcès non enkystés et multiples sont fatalement mortels (Voir tableau VI *bis*, IX, XXII, LIV, LXI,
LXXIV). Sur ces huit observations d'abcès ouverts dans le péritoine, dans notre statistique, il y a eu huit morts ; l'autopsie de
ces derniers nous a fait constater : 1° Huit malades à abcès
multiples ; 2° que toutes les ouvertures *n'étaient nullement
imputables* à l'opération : elles ont eu lieu au contraire en arrière ;
et la plupart d'entre elles étaient faites sur des abcès non
opérés.

II

Il est impossible de passer outre à ce chapitre, sans insister un peu sur une question qui est à l'ordre du jour et qui est bien controversée, à savoir : la bactériologie du pus des abcès hépatiques.

Pour résoudre cette question, divers arguments tirés de la clinique et de la bactériologie nous viendront en aide. En effet, mon observation clinique m'a montré que le pus des abcès hépatiques versé dans le péritoine, a, presque toujours, sauf en un seul cas (obs. LXXX, tabl. guér.) entraîné la mort. Si maintenant, autre argument, on met en regard de ces abcès, les suppurations pelviennes qui sont reconnues, elles, comme éminemment infectantes, surtout celles de la trompe, on voit qu'elles ne donnent pas plus de résultats mauvais ; car, pour ces sortes d'infections, nous avons tous eu l'occasion d'observer, quelquefois, l'innocuité du pus en contact avec le péritoine.

Les données bactériologiques ne sont pas moins convaincantes en faveur de la non stérilité du pus hépatique. Ainsi, sur 14 abcès examinés, au point de vue bactériologique, par MM. Kruse et Pasquale, dans le laboratoire de l'Hôpital grec, d'Alexandrie, on a trouvé : 6 abcès contenant des amœbes, et 8 totalement dépourvus d'amœbes. Dans le pus où les amœbes ont été rencontrés, on a trouvé, à l'autopsie, soit des lésions dysentériques de l'intestin, soit, du vivant du malade, des signes de cette dernière affection. Dans un seul cas, parmi les cas à amœbes, la dysentérie à précédé l'abcès ; dans les 5 autres, on n'a pas pu savoir, si la dysenterie a précédé ou suivi la formation de l'abcès.

Parmi les 6 cas à amœbes, deux contenaient en même temps des streptocoques, un autre le streptocoque associé au staphylocoque, et enfin un contenait le *bacterium simili typhi* (colibacille).

Parmi les 8 autres cas sans amæbes, il y avait :

Deux à streptocoques ;

Un à staphylocoques ;

Un à bacterium simili typhi (coli-bacille) ;

Trois à bacilles pyocyaniques ;

Et enfin un abcès stérile.

Les auteurs de ces recherches font remarquer, d'ailleurs, qu'il est absolument nécessaire, pour l'examen bactériologique du pus, d'en avoir une grande qnantité ; car, disent-ils : « sauf les bacilles « pyocyaniques, tous les autres micro-organismes se trouvaient « en très petit nombre ». Dans un cas (obs. LXIX, tableau des morts), l'examen bactériologique a prouvé que, tandis que le pus de l'abcès opéré était stérile, celui des autres abcès non opérés et rencontrés à l'autopsie, contenait le staphylocoque associé au bacille simili typhi (coli-bacille ?), et au bacille subtilis. En somme, sur les quatorze abcès, il n'y a eu qu'un seul abcès stérile, et encore les abcès coexistants, sur le même malade, ne l'étaient pas.

III

En résumé, mon procédé a été appliqué sur 157 malades, et a donné 77 guérisons, 77 morts, et 3 malades sortis avant guéri-son, ce qui fait le 50 0/0 de guérison.

Sur ces 157 malades, il y a eu 122 abcès du lobe droit, 33 du lobe gauche ; 14 abcès ouverts spontanément dans la plèvre ;

9 ouverts dans le poumon ;

4   —   l'intestin et l'estomac ;

8   —   le péritoine ;

1   —   le péricarde.

Or, en jetant les yeux sur le tableau des morts, on voit que sur 62 autopsies, il y a eu 18 abcès uniques et 44 multiples ; il reste donc 15 malades non autopsiés. Si, sur ces 15 malades, on admettait la même proportion d'abcès multiples, que dans le cas des 62 malades autopsiés, on aurait un total de 54 abcès multiples. Donc sur le chiffre total de ma statistique, il reste 101 malades avec abcès uniques guérissables, qui ont donné une mortalité de 23,42 0/0.

Si nous insistons sur ces détails, ce n'est nullement pour faire concorder les faits avec notre manière de voir, mais pour le désir que nous avons de faire dire à ces mêmes faits ce qui est la réalité même. Nous le désirons d'autant plus, que nous ne voudrions pas tomber dans la même erreur que les statistiques données par quelques auteurs, sur le procédé Stromayer-Little, où les chiffres pris sans commentaires sérieux, ont donné des résultats, en apparence, trop encourageants. Mais, pour nous, le meilleur procédé d'ouverture des abcès du foie, est celui qui donne le moins d'abcès uniques à l'autopsie. Or, sur les malades opérés par notre procédé, sur un nombre de 62 autopsies, il y a eu le 29 0/0 d'abcès uniques.

Pour juger de la valeur d'un procédé, il importe surtout de considérer celui qui donne lieu le moins souvent aux deux accidents communs à tous les procédés, à savoir : 1° l'épanchement du pus dans la plèvre ou le péritoine ; 2° l'hémorrhagie hépatique.

Pour ce qui est du premier de ces accidents, sur nos opérés nous n'avons jamais eu à en enregistrer aucun cas. Nous pouvons l'affirmer d'une manière positive, malgré les doutes qu'on a émis théoriquement, sur ce point de mon procédé, dans quelques périodiques allemands.

Pour ce qui est du second de ces accidents, nous avons à enregistrer 4 cas : le premier a trait à un malade opéré par le bistouri (on opérait alors par le bistouri), qui est mort une heure après l'opération, d'hémorrhagie, dont on n'a pu se rendre maître (obs. I).

Un second malade opéré par le thermocautère (ce qui nous a fait substituer le thermocautère au bistouri) et chez qui l'hémorrhagie a pu être arrêtée par le tamponnement.

Les deux autres cas concernent des malades avec cirrhose hypertrophique : Dans le premier cas (LXXV tableau des autopsies), nous voyons qu'on ne peut incriminer que l'ictère et l'induration des vaisseaux comme cause. Cette hémorrhagie malgré sa tenacité s'arrêtait à chaque pansement pour se produire à nouveau au pansement suivant. Quant au second malade, il s'agissait (obs. LXXVI, tableau des autopsies), d'un homme de 39 ans, atteint de cirrhose hypertrophique du foie sans ictère, chez qui on a pu encore se rendre maître d'une hémorrhagie très abondante. Pour arriver à l'abcès, chez ce malade, nous avons dû traverser du tissu hépatique, en apparence sain, huit centimètres environ.

Quant aux accidents ultérieurs de l'opération des abcès du foie, nous n'avons qu'à signaler le plus important d'entre eux, à savoir : *la cholerrhagie*. Cet écoulement de bile par la plaie, arrive d'habitude vers la fin du second septenaire ; mais il ne présente aucune gravité, car il cesse de lui-même au bout de quelques jours de durée.

Il résulte de tout ce qui précède, que la question qui doit intéresser au plus haut point le chirurgien, et qui doit régler sa conduite, c'est l'existence ou la non existence des abcès multiples. Or, relever la proportion exacte des abcès multiples, est un fait de la plus grande importance.

Sur 562 cas personnels et inédits d'abcès hépatiques, nous avons eu l'occasion de recueillir 211 autopsies. Ces autopsies se répartissent ainsi :

82 chez les malades non opérés ;

51 opérés par trocart ;

16   —   le bistouri ;

62   —   mon procédé.

Sur ces 211 autopsies, il y a eu 84 abcès multiples, soit 39,81 0/0.

Ces abcès multiples sont fatalement mortels, sauf dans le cas, bien rare, où on est en face d'un malade porteur de deux abcès, et où on a la chance, bien plus rare, de les trouver et les ouvrir tous les deux. Cette dernière éventualité s'est présentée dans notre statistique quatre fois sur un total de 316 opérés (obs. VII, L, LV, LXIX, tableau des guérisons).

Ainsi le meilleur procédé pour opérer les abcès du foie, est celui qui se rapproche le plus du chiffre de 60,19 0/0, qui est la proportion exacte des abcès uniques et guérissables. Toute statistique donc, qui donnerait une proportion supérieure de guérison, ne serait qu'une série heureuse. Malheureusement, tout ce qui a été publié jusqu'ici se trouve dans ces dernières conditions.

IV

Pour mieux juger les avantages de mon procédé, il me reste à le mettre en parallèle avec les deux autres procédés qui ont été appliqués par moi, à l'Hôpital grec d'Alexandrie, depuis 1865, à savoir : le trocart et le procédé par le couteau.

Procédé par le trocart. — Le nombre d'abcès du foie opéré par le trocart a été de 120. C'est en septembre 1865 qu'a été opéré mon premier malade avec abcès du foie, par le trocart. Une ponction exploratrice étant faite d'abord, sans tenir aucun compte des adhérences (on voit déjà, qu'à cette époque, je ne tenais aucun compte des adhérences), on découvrait l'abcès, et on introduisait alors un gros trocart en suivant la même direction. La canule du trocart restait en place pendant 24 ou 48 heures. Au bout de ce temps je retirais la canule et j'introduisais, à sa place, un tube de caoutchouc. Ce tube, qui était changé de temps à autre, restait en place jusqu'à cicatrisation complète de l'abcès. Plus tard, et quand l'aspirateur a été connu, l'exploration était faite par l'aspirateur Potain ; et à cette époque aussi plusieurs abcès du foie ont été opérés par l'aspiration répétée et quelquefois même avec aspiration et injection antiseptique répétées.

Avant de faire l'analyse de ce procédé, il faut tenir compte de ce fait, à savoir : Que les abcès opérés par l'aspiration répétée avec ou sans injection, ne doivent pas être considérés comme guéris, malgré leur apparence de guérison. Car il a été maintes fois observé que des malades de cette catégorie, sortis comme guéris, étaient revenus à l'hôpital avec leur abcès, soit pour se faire réopérer, soit pour y mourir. Si j'insiste sur ce point, c'est pour faire mieux ressortir les inconvénients de ce procédé qui est presque toujours trompeur, malgré qu'on y revienne souvent, en raison de sa facilité, croyons-nous.

Celà dit, examinons les faits : Sur nos 120 malades opérés par le trocart, 20 sont sortis avant guérison; il en reste donc 91, dont l'observation a été suivie jusqu'à la fin, soit dix-neuf avec aspiration répétée et cent un par le gros trocart, sans aspiration. Sur ces 91 cas, il y a eu 73 morts, ce qui donne le 80 0/0 de mortalité; et parmi ceux-ci, il y a eu dix-sept fois communication résultant de l'opération, avec la plèvre, et six fois avec le péritoine.

L'autopsie a été faite dans 51 cas, et on a trouvé : 37 *abcès uniques*, et 14 *abcès multiples;* ce qui donne le 72 0/0 d'*abcès uniques*.

Procédé par le couteau. — Il y a eu deux époques dans ma manière de faire. Dans la première, qui est la plus ancienne, je n'opérais que les abcès manifestement saillants et fluctuants; cette époque date de l'année 1866. Dans la seconde j'opérais par large incision, *sans nullement me préoccuper* des adhérences ; et celle-ci coïncide avec l'introduction de l'antisepsie à l'Hôpital grec (1878).

Après exploration de l'abcès, une incision, couche par couche, suffisante, était faite pour l'introduction de deux gros tubes à drainage du volume de l'index ; on faisait également un lavage antiseptique de la cavité de l'abcès.

Ont été opérés par le couteau, 41 malades, sur lesquels on a obtenu : 11 guérisons, 28 morts, et 2 qui sont sortis avant guérison ; ce qui donne le 71 0/0 de mortalité, déduction faite des 2 malades sortis avant guérison. L'autopsie pratiquée 16 fois, à donné : 10 abcès uniques, et 6 multiples ; ce qui fait le 62 0/0 d'abcès uniques. En plus. sept empyèmes résultant de l'opération.

En résumé, les trois procédés que nous venons de décrire, mis en regard l'un de l'autre, donnent : Le trocart, une mortalité de 72 0/0 d'abcès uniques, et 19 0/0 de communications post-opératoires. Le couteau, 62 0/0 d'abcès uniques et 17 0/0 de communications post-opératoires ; mon procédé, 29 0/0 d'abcès uniques et aucune communication post-opératoire.

Nous croyons avoir suffisamment démontré, par les chiffres qui précèdent, que mon procédé a donné des résultats de beaucoup supérieurs à ceux fournis par les procédés du trocart et de l'aspiration, avec ou sans injections antiseptiques, répétées ou non. Que mon procédé a également donné des résultats supérieurs à ceux fournis par le procédé dit du couteau, qui est en somme le procédé Stromayer-Little. En effet, la manière de faire de Stromayer-Little consiste, comme on le sait, après une ou plusieurs ponctions exploratrices, à ouvrir les abcès du foie « *d'un seul coup de couteau* », sans tenir aucun compte des adhérences. Mon procédé, dit du couteau, diffère de celui de Stromayer-Little, en ce que, au lieu de faire l'incision *d'un seul coup de couteau*, elle est faite au contraire couche par couche, manière d'agir plus chirurgicale. Or, la défectuosité de ce procédé, même en allant couche par couche, nous a été suffisamment démontrée par les résultats que nous venons de signaler plus haut, dans le groupe d'abcès du foie opérés par le couteau. Les inconvénients sont, nous le répétons :

En premier lieu, l'épanchement du pus dans le péritoine et la plèvre, accident qui est arrivé sept fois sur 41 opérés.

En second lieu, l'hémorrhagie hépatique avec toutes ses conséquences, hémorrhagie dont on ne peut *se rendre maître*, à
cause du retrait inévitable du foie, après évacuation du pus,
surtout lorsque les adhérences préopératoires n'existent pas.
Accident encore plus sérieux, quand on doit traverser 5 à 7 centimètres de tissu hépatique sain pour arriver à l'abcès.

Et en troisième et dernier lieu, preuve plus convaincante pour
nous, le grand nombre d'abcès uniques trouvés à l'autopsie comme
notre statistique en fait foi (62 0/0).

V

Examinons maintenant les statistiques publiées jusqu'à ce
jour par d'autres auteurs pour ce qui regarde ce groupe d'observations, c'est-à-dire pour des abcès opérés par le procédé Stromayer-Little. En d'autres termes, voyons si les éléments de
ces statistiques, à savoir : les données fournies surtout par les
autopsies, peuvent permettre d'apprécier à sa juste valeur ce
dernier procédé, et si ces résultats sont différents des nôtres.

La thèse de M. Caravias (1), qui donne 42 cas avec 2 morts,
doit être examinée de plus près ; dans ces 42 abcès, en effet, il
faut retrancher 9 observations comme ne rentrant pas dans
le cadre de la méthode de Stromayer-Little, parce que quatre
d'entre elles ont trait à des sutures du foie ; 2 à des résections
de côtes ; 1 avec opération chez l'enfant (les observations d'abcès
du foie chez l'enfant ne nous occupent pas dans notre travail,
car nous n'avons jamais rencontré l'abcès du foie, chez l'enfant,
en Égypte).

Il reste donc, disons-nous, 33 cas, qui ont donné neuf morts,
ce qui fait le 27 0/0 de mortalité (2), avec cinq abcès uniques sur

(1) Thèse Paris, 1885.
(2) Et non 5 0/0 comme le signale cet auteur et d'autres après lui.

7 autopsies, soit le 61 0/0 d'abcès uniques et 1 péritonite post-opératoire.

La thèse toute récente de M. Leblond (thèse de Paris, 1892), d'autre part, donne, si on tient compte seulement des six cas consignés dans ce travail, cas qui ont été opérés par l'incision franche, et non les observations avec suture du foie, résection de côtes, etc..., qui n'entrent pas dans notre cadre, ces six cas, disons-nous, ont donné une mortalié de 33 0/0.

En troisième lieu vient la statistique de Bertrand, qui donne douze cas avec huit morts.

Quant à quelques observations que nous avons pu recueillir par-ci par-là (*Bull. Soc. chirurgie*), au nombre de neuf, prises ensemble, elles ont donné une mortalité de 28 0/0.

Les observations consignées par Mabboux dans la *Revue de chirurgie* de 1887, ne peuvent être citées ici, car une grande partie d'entre elles, a déjà été publiée dans les thèses sus-mentionnées.

Dans les 133 cas signalés dans le travail de Legrand (1), il y a à relever 33 observations d'abcès du foie opérés par le bistouri : 2 cas doivent être rejetés, car dans l'un on a appliqué le traitement de Récamier, et dans l'autre il s'agissait d'un sarcome du péritoine.

Donc, sur 31 cas, il y a eu 19 guérisons et 12 morts, ce qui fait le 61 0/0 de mortalité ; sur 9 autopsies, on a trouvé 3 abcès uniques, soit le 33 0/0 d'abcès uniques.

En résumé, sur un ensemble de 130 observations, la mortalité, par le procédé Stromayer-Little, est donc de 47, 75 0/0. Résultat impossible, car les abcès multiples représentent à eux seuls le 39,80 0/0 de mortalité. Il en reste donc 8 0/0 pour les abcès uniques, lorsque, nous l'avons vu, le pourcentage d'abcès uniques, trouvés à l'autopsie, est de beaucoup supérieur à ce dernier chiffre. Il faut tenir compte, chose capitale pour nous, de ce

(1) *Arch. de méd. navale*, nov. 1890-91, p. 343.

que dans les statistiques des auteurs que nous venons de citer, les observations sont prises *séparément*, et d'autre part que la majorité de ces observations, sauf peut être celles de Legrand, ont trait à des abcès fluctuants, et, par conséquent, adhérents. La preuve en est que les résultats de Legrand et les miens, par le couteau, qui représentent, croyons-nous, deux statistiques sérieuses comme nombre, se rapprochent beaucoup. D'autre part, nous voyons que dans les cas signalés par Caravias (p. 53), où les adhérences ont manqué, il y a eu péritonite mortelle, et que, dans nos 16 cas par le couteau, il y a eu 7 communications de l'abcès avec la plèvre. Du reste, l'irruption du pus, par ce procédé, est fatale toutes les fois que les adhérences manquent. Or, *dans tous les cas* où cet accident n'est pas signalé, il y avait pour nous sûrement des adhérences.

Nous croyons avoir suffisamment fait ressortir les désavantages du procédé par le couteau dit Stromayer-Little. Du reste, de tous les côtés aujourd'hui, on fait voir les insuccès dus à cette manière d'opérer les abcès du foie.

Pour éviter le principal de ces inconvénients, l'irruption du pus dans les cavités, on a proposé la suture du foie aux lèvres de la plaie cutanée. Or, ce procédé, nous l'avons nous-même appliqué dans le courant de l'année 1889 ; le résultat a été assez encourageant, mais dans nombre de cas, l'exécution de ce point de l'opération est rendue difficile par la friabilité du tissu hépatique, d'une part ; par la difficulté qu'on a parfois de saisir le foie profondément situé, d'autre part.

Mon procédé présente, sur celui de Stromayer-Little, le grand avantage, comme nous l'avons déjà dit, d'éviter, par tous les moyens appropriés, l'irruption du pus dans la plèvre et le péritoine. En plus, mon incision, comme on l'a vu plus haut, est plus grande en largeur, car elle comprend deux espaces intercostaux, tandis que celle du chirurgien de Shang-Haï, est longue et non large comme on l'a maintes fois répété. Un autre avantage, c'est l'accolement intime des parois de l'abcès aux parois thoracoabdominales, qui fait que jusqu'au dernier moment la cavité de l'abcès est à la portée du chirurgien ; de cette façon, elle permet de faire un nettoyage parfait. Enfin, chose capitale, le tamponnement de la cavité de l'abcès par la gaze iodoformée, donne une garantie absolue contre toute infection des cavités séreuses avoisinantes.

Avec de tels avantages, est-il possible que mon procédé donne une mortalité supérieure à celle de Stromayer-Little ? Mais dans le procédé de ce chirurgien, toutes les fois que l'épanchement des liquides dans les séreuses n'a pas eu lieu, cela doit être attribué, nous le répétons, à la présence d'adhérences protectrices, qui ont passé inaperçues pour l'opérateur. Ainsi, il arrive souvent que le foie est libre d'adhérences dans le champ opératoire, mais il ne l'est pas plus loin. L'idée de M. Mabboux (1), dans son travail : « Que lorsque l'affection est récente et que l'abcès est ense- « veli dans la profondeur du foie, au point que la douleur locale « fasse défaut et que trois ponctions successives sont nécessaires « pour arriver jusqu'au pus, il n'est guère possible qu'il n'existe « des adhérences... » ; cette idée, disons-nous, n'est pas du tout conforme à l'observation clinique journalière. Ni la douleur, ni l'âge de l'abcès, ne peuvent faire prévoir l'existence ou la non existence des adhérences. Il est excessivement rare, en effet, que le malade donne la date, même approximative, du début de sa maladie, et alors même, on ne peut être sûr, des adhérences ; car, pour pouvoir affirmer leur existence, le signe le plus probable est l'œdème limité des parois, ou la sensation de fluctuation, ou même d'empâtement.

D'après tout ce qui est exposé plus haut, on peut dire que le procédé Stromayer-Little est supérieur au procédé par le trocart et l'aspiration ; néanmoins, c'est une mauvaise opération. Les faits sont là pour le prouver ; mais en dehors des faits, on peut dire, qu'*à priori*, la simple logique le condamne. En effet, si nous

(1) MABBOUX. *Loc. cit.*

prenions comme type, un malade avec abcès du foie dépourvu d'adhérence, on incise d'abord l'abcès par un coup de couteau, tour de force inutile et très dangereux pour le malade ; on fait le lavage de l'abcès sans prendre aucune précaution sérieuse pour empêcher, soit le pus, soit le liquide du lavage de tomber dans le péritoine, sans empêcher non plus le foie d'exécuter ses mouvements normaux.

Pour justifier cette manière de faire, on se préoccupe de se rendre compte de la raison qui fait que la mort n'arrive pas par péritonite. Pour ma part, l'explication en est très simple : ou il y a des adhérences, ou les abcès sont stériles ; mais la majorité des abcès ne le sont pas ; et quand même ils le seraient, chose extrêmement rare, les mesures préventives pour empêcher le pus hépatique de tomber dans les cavités séreuses, doivent être prises : la rareté d'accident en chirurgie, n'est pas un argument, pour ne pas l'éviter.

Or, l'épanchement de pus hépatique pendant l'opération des abcès du foie, est un accident redouté quand l'abcès est dépourvu d'adhérences. Mon procédé évite sûrement cet accident, et la preuve en est, que sur 157 opérés, jamais je n'ai eu à enregistrer ni péritonite, ni empyème consécutifs à l'opération.

CHAPITRE II

Diagnostic.

Il ne suffit pas d'appliquer le meilleur procédé opératoire pour
guérir les abcès du foie; il faut aussi, et surtout, les opérer à
temps. Il est donc nécessaire pour cela, de faire un diagnostic
précoce. Or, y a-t-il des signes qui permettent de diagnostiquer
les abcès du foie dès le début de leur formation ? Notre réponse
ne peut être qu'ambiguë : Oui, dans quelques cas, non, dans
d'autres.

Pour arriver à ce diagnostic, les signes fonctionnels présentés
par les malades viennent en première ligne et seuls peuvent nous
guider souvent à arriver au résultat que nous recherchons. Or,
d'après mon expérience personnelle, voici comment les choses se
présentent dans la majorité des cas : Lorsque chez un malade
qui a eu autrefois des symptômes de congestion hépatique, ou
pour mieux dire, d'*hépatite* des pays chauds, on voit apparaître
les deux grands signes suivants, à savoir, l'insomnie et la fièvre
vespérale accompagnées d'augmentation du volume du foie *per-*
sistante sans hypertrophie splénique (1), on est, dans ce cas,

(1) L'augmentation du volume de la rate est pour nous non seulement un signe néga-
tif, mais même sa présence est embarrassante. On a souvent dit, que le paludisme est
la cause principale des abcès du foie; le fait peut être vrai aux Indes; quant à
l'Égypte, il ne l'est pas. La plus grande preuve en est dans le fait, que le paludisme
si fréquent chez les Fellahs, devrait aussi donner un grand nombre d'abcès du foie
chez ces derniers ; or, si je consulte ma statistique, je trouve que dans mes 562 malades avec abcès du foie, le nombre de malades égyptiens est excessivement rare
(30 environ). Le paludisme pourtant, comme cachexie, peut prédisposer aux abcès
hépatiques, comme toute autre cachexie d'ailleurs; surtout, si à cette cause, s'ajou-
tent : les abus alcooliques, la mauvaise nourriture, la profession des gens qui tra-

autorisé à poser le diagnostic plus ou moins ferme d'abcès du foie. La fièvre en particulier se présente ainsi : l'élévation thermique peut varier entre 38 et 40 degrés ; elle peut être rémittente ou continue, ou même intermittente. Elle a d'autant plus de valeur comme symptôme, qu'elle est accompagnée de frissons et de sueurs profuses.

Ces deux ou trois signes capitaux peuvent, bien entendu, se présenter isolément chez quelques malades ; et ils ont encore pour le clinicien expérimenté autant de valeur que s'ils se trouvaient tous réunis chez le même malade. Mais, si à ces signes s'ajoutaient ces autres, à savoir : la teinte terreuse des téguments et de la sclérotique, ainsi que le dépérissement progressif du malade, une dysenterie ou diarrhée antérieure, en outre, la scapulalgie, on peut être sûr, dans un pays où règne l'hépatite suppurée, de la présence de l'abcès du foie.

Le diagnostic de l'existence de l'abcès du foie étant posé, il reste maintenant à chercher le siège de l'abcès. Pour ce faire, quelques symptômes positifs et quelques autres tirés par déduction, peuvent souvent nous guider vers le but recherché. Une voussure de la paroi thoracique ou abdominale, l'augmentation de l'espace intercostal correspondant dans le cas d'abcès du lobe droit, l'œdème sous-cutané localisé ; une douleur limitée en un point, douleur spontanée ou provoquée ; une toux courte persistante quand l'abcès siège à la convexité du foie, et si l'abcès siège à la face inférieure, l'ictère ; et enfin la ponction exploratrice, tels sont les signes principaux, signes du diagnostic de l'existence et du siège de l'abcès hépatique. Quant au prétendu *frottement périhépatique* signalé par Sachs (du Caire) et répété depuis par plusieurs auteurs, il ne présente, d'après nous, aucune importance réelle, car, sur mes 562 cas, je ne l'ai jamais observé.

---

vaillent au feu, comme les chauffeurs, les cuisiniers, etc... ; pour moi, l'hypertrophie de la rate peut exclure l'idée de l'existence d'un abcès du foie ; ce serait même un signe différentiel entre le paludisme et l'hépatite suppurée.

Ceci dit, il nous reste maintenant à ajouter quelques mots sur les signes présentés par les malades porteurs d'abcès hépatiques compliqués.

Dans le cas d'abcès ouverts dans le poumon, on a pour se guider, la toux avec expectoration sanguino-purulente couleur chocolat au lait (1). Nous devons ici signaler l'absence complète des signes fournis par l'auscultation; cependant, le bruit vésiculaire est quelque peu faible, parfois, du côté droit. La percussion donne une certaine matité au niveau de la base du poumon droit dans quelques cas.

Lorsque l'abcès s'ouvre dans la plèvre, on observe alors les symptômes suivants : Douleur subite très intense, perçue par le malade, au niveau des espaces intercostaux; ce signe peut quelquefois manquer totalement. Puis on observe les signes de tout épanchement purulent.

Les signes fournis par les abcès ouverts dans l'estomac sont : des vomissements fréquents alimentaires ou non, mélangés de matières purulentes. Ces vomissements se répètent plusieurs fois dans la journée, et ils ont ceci de particulier, qu'ils cessent aussitôt après l'ouverture chirurgicale de l'abcès. Ajoutons également que la fistule stomacale se ferme après cette ouverture artificielle. Quant aux signes fonctionnels de cette catégorie d'abcès, c'est une douleur d'intensité moyenne, localisée au creux épigastrique.

L'abcès du foie ouvert dans l'intestin est caractérisé par une douleur sous forme de colique variable en intensité, ainsi que par une diarrhée pyo-sanguinolente.

L'ouverture des abcès du foie dans le péricarde se fait, généralement, insidieusement. Les seuls signes observés en clinique sont l'augmentation de la matité précordiale et la dyspnée angoissante du malade.

Quant à l'ouverture des abcès hépatiques dans le péritoine,

(1) Cette expectoration m'a dérouté dans deux cas, car dans ces deux cas il s'agissait d'abcès pulmonaires et non d'abcès du foie.

les signes varient selon qu'il s'agit de l'abcès enkysté ou de l'abcès non enkysté. Dans le premier cas, les symptômes sont peu nombreux, à part l'étendue plus grande de la matité hépatique, on n'observe dans ces sortes d'abcès, aucun autre signe.

Dans le second cas, au contraire, les signes sont bien plus importants. Ici, il faut distinguer les deux formes suivantes de péritonite : la péritonite *latente* qui est une trouvaille d'autopsie, qui ne se caractérise cliniquement par aucun signe sauf un léger météorisme ; et la péritonite à grand fracas, c'est-à-dire la péritonite à perforation avec tous ses symptômes habituels.

Mais, nous le répétons, tous ces signes que nous venons de mentionner, ainsi que quelques signes des abcès compliqués, peuvent se présenter isolément ou manquer totalement, sauf un seul parmi eux qui est constant, à savoir : l'augmentation de la matité hépatique.

Il arrive parfois à des médecins expérimentés, que malgré leur soupçon de l'existence d'un abcès hépatique, qui existe en réalité, celui-ci reste introuvable pendant l'opération.

Ainsi un malade avec abcès du foie, opéré en Syrie, par incision et drainage, revenu à Alexandrie, pour se faire réopérer de ce même abcès, a subi de la part du Dr Mackie (d'Alexandrie) et de moi, trente ponctions exploratrices sans que nous ayons pu trouver l'abcès. Je lui ai fait une laparotomie exploratrice sans résultat même encore cette fois. Ce malade, disons-nous, meurt vingt jours après, et à l'autopsie on trouve un très vaste abcès du volume d'une tête d'enfant et siégeant à la convexité du lobe gauche.

Un second malade a subi également des ponctions exploratrices sans résultat, chez lequel l'autopsie a démontré un abcès du foie communiquant avec le poumon. La cause de l'insuccès fut, dans ce dernier cas, la vacuité de l'abcès qui était en communication avec l'extérieur par les bronches et qui était surpris dans cet état par la canule de l'explorateur.

CHAPITRE III

Pronostic.

La gravité d'un abcès du foie opéré, est jugée, comme nous l'avons déjà dit incidemment, dans le cours de notre travail, par plusieurs points que nous devons passer en revue dans ce qui va suivre. Nous ne nous occuperons bien entendu ici que du pronostic opératoire et en particulier du pronostic de notre procédé. Or, en jugeant par les résultats que nous avons obtenus, nous pouvons dire que la plus petite mortalité d'abcès du foie opérés, nous a été donnée par les abcès ouverts dans le poumon.

Viennent en second lieu les abcès ouverts dans la plèvre. Les abcès du lobe gauche viennent en troisième lieu. Les abcès qui siègent au lobe droit offrent un pronostic moins favorable encore. Cinquièmement viennent les abcès ouverts dans l'intestin ou l'estomac. Le péritoine tient la sixième place au point de vue de la gravité du pronostic. La plus grande gravité nous est offerte, enfin, par les abcès ouverts dans le péricarde.

Quant aux abcès de la face inférieure du foie, leur pronostic est variable : Il sont très graves au point de vue opératoire et clinique tant à cause de leur profondeur, et par conséquent de leur siège inaccessible au bistouri du chirurgien, qu'à cause de leur voisinage des voies biliaires et du péritoine. Ils sont au contraire, d'autant moins graves qu'ils se rapprochent de la face convexe du foie.

CHAPITRE IV

Pathogénie des abcès du foie (1).

Selon nous, dans le traitement chirurgical des abcès du foie, qui seul nous occupe ici, les abcès multiples jouent un rôle prépondérant.

Dans notre étude, nous avons donné leur fréquence ; leur pronostic, nous l'avons déjà dit, est presque toujours fatal.

A la pathogénie de ces abcès se rattache donc un grand intérêt pour le chirurgien.

Il est, en effet, facile à comprendre, que l'étude de la pathogénie des abcès du foie en général, et des abcès multiples spécialement, doit être le point de départ de toute recherche dans l'espèce.

Comme nous avons quelques données cliniques et expérimentales qui peuvent servir à cette question, nous serons heureux de les placer ici, sans avoir la prétention, bien entendu, de donner la solution définitive de cette question intéressante. Et, signalons de suite, comme on le verra d'ailleurs, le rôle prépondérant que jouent les micro-organismes de la suppuration, et en particulier, les streptocoques pyogènes, dans la formation des abcès du foie.

Nous avons à enregistrer l'observation d'un malade qui est mort par pénétration de l'air dans les veines, et chez qui nous avons pu surprendre le mode de formation des abcès du foie. Chez ce malade on fit une ponction au moyen de l'aspirateur Potain ; mais un accident fortuit auquel on ne s'attendait guère,

(1) Pour plus de détails, voir communication au Congrès français de chirurgie, séance du 5 avril 1893.

est venu mettre fin à l'opération; l'aide qui manœuvrait l'aspirateur ayant placé le tube à aspiration sur le robinet de la pompe foulante, quelques coups ont suffi, pour qu'on voie le malade s'affaisser et mourir. L'autopsie nous ayant démontré la cause de la mort, c'est-à-dire la pénétration de l'air dans les veines, nous a révélé en plus, le mode de formation des abcès du foie.

Le foie présentait, en effet, chez ce malade, deux petits abcès du diamètre d'un centimètre, et séparés l'un de l'autre par du tissu hépatique ayant comme étendue un centimètre et demi environ. L'aspect de ces abcès faisait voir que la date de leur formation était la même pour tous les deux. Le reste du foie paraissait tout à fait sain.

Or, pour nous, il n'y a aucun doute, qu'il s'agissait ici de deux abcès qui devaient aboutir, par leur processus inflammatoire, à leur agglomération, à leur fusion totale, et à la genèse d'un seul et unique abcès.

Ce fait nous portant à soupçonner que les abcès hépatiques peuvent avoir une telle formation, des expériences ont été instituées pour nous en assurer.

Ces expériences ayant été pratiquées, afin de montrer le chemin suivi par le microbe, pour arriver dans la glande hépatique, et pour la production consécutive des abcès du foie, ont fait voir que la pathogénie de ces derniers est tout autre que celle qu'on avait cru tout d'abord.

Ces expériences pratiquées sur des chats, dans le laboratoire de l'hôpital Grec, par mon aide, le Dr Petridis, se répartissent, jusqu'à présent, en deux catégories (1) : Premièrement, injection dans le rectum de selles dysentériques provenant d'un chat atteint de dysenterie spontanée; et secondement injection dans le rectum du pus hépatique de l'homme.

1° Les injections des selles dysentériques spontanées d'un

(1) M. le Dr Petridis se réserve de publier bientôt, *in extenso*, les résultats de ses recherches.

chat (1) (chat n° 1) dans le rectum de deux autres chats sains, ont donné les résultats suivants :

PREMIÈRE EXPÉRIENCE. — Sur le premier de ces chats (chat n° 2), mort spontanément au bout de neuf jours, on a trouvé, à l'œil nu, un abcès à la face inférieure du foie, du volume d'un petit pois ; de plus, d'autres abcès éloignés l'un de l'autre et parsemés sur le parenchyme hépatique, de divers diamètres. Il y avait, en outre, de la périhépatite au niveau des abcès superficiels. Microscopiquement : pas d'amœbes, mais des streptocoques nombreux, disséminés dans la lumière du vaisseau porte, contre la paroi externe du vaisseau, et dans l'épaisseur même de ses parois. (Voir planche I, fig. 1 et 2.)

Le gros intestin de ce chat (chat n° 2) dans toute son étendue portait des ulcères profonds ; il y en avait également au niveau de la valvule iléo-cæcale ; quelques-uns d'entre eux avaient presque totalement détruit la paroi intestinale jusqu'au péritoine ; les plus volumineux étaient au voisinage de l'anus.

SECONDE EXPÉRIENCE. — Les mêmes matières fécales provenant du même chat (chat n° 1) ont été injectées dans le rectum d'un autre chat (chat n° 3). Ce dernier, mort spontanément quatre jours après, on a trouvé également, à l'œil nu, le foie gros et congestionné : tout le gros intestin était rempli d'ulcérations profondes, depuis le volume d'un grain de mil jusqu'à l'étendue de plusieurs centimètres. L'intestin grêle était congestionné ; et les plaques de Peyer hypertrophiées et saillantes. Microscopiquement (Voir planche I, fig. 3), on voyait un abcès hépatique dans lequel il y avait des traînées de streptocoques et des vacuoles résultant de la destruction par places des cellules hépatiques.

2° L'injection du pus hépatique dans le rectum a été éga-

(1) Ce chat recueilli dans la rue, on avait constaté chez lui, pendant qu'il était en observation, des selles diarrhéiques muco-sanguinolentes, contenant beaucoup d'amœbes vivantes. Il est mort, naturellement, au bout de huit jours. C'est ce chat qui a servi pour les expériences qu'on va mentionner.

lement pratiquée sur plusieurs chats ; un de ces chats, pris comme type, a reçu le pus de l'abcès de l'observation 73 (voir tableau des guérisons), pris au moment de la ponction avec toutes les précautions d'usage.

Ce pus, démontré stérile par la culture et dépourvu d'amœbes, a été injecté dans le rectum d'un chat, et disons-le de suite, malgré les résultats négatifs de la culture, il contenait des streptocoques. En effet, plusieurs abcès ont été rencontrés sur le foie de ce chat et en refermaient un grand nombre en culture pure (Voir planche II). Les streptocoques, ici, infiltrent la paroi vasculaire détruite par places ; de plus, il y a aussi destruction de cellules hépatiques par mortification.

Voilà les résultats expérimentaux obtenus sur le chat.

Deux mots maintenant sur les abcès hépatiques non expérimentaux. Chez le chat (chat n° 1) atteint de dysenterie spontanée, dont les matières fécales ont servi pour les expériences susmentionnées, mort au bout de huit jours, chez qui on a trouvé des amœbes vivantes dans les selles, identiques aux amœbes des hommes, on a constaté, disons-nous, à l'autopsie, des altérations étendues de toute la surface du gros intestin, surtout vers sa partie terminale. Les plaques de Peyer, ainsi que les ganglions mésentériques, étaient œdémateux et hypertrophiés.

Au point de vue microscopique, on voit (planche III, fig. 2) que l'épithélium des plaques de Peyer est détruit par places ; de plus, des streptocoques sont infiltrés autour des glandes de la muqueuse et au niveau du péritoine. Quant au foie de ce chat, il présente un abcès du volume d'un grain de mil et une mortification limitée autour ; en plus, des streptocoques dans l'abcès et autour de lui (Voir planche III, fig. 1).

Le gros intestin de ce chat présente, au microscope, une ulcération volumineuse contenant une partie du tissu mortifié et dans lequel on rencontre de nombreux streptocoques ; dans le reste de l'ulcération, le tissu sous-muqueux est à nu et on y aperçoit de nombreux bacilles saprogènes mêlés de streptocoques. Ces derniers existant dans l'épaisseur même de l'intestin jusqu'à la musculeuse, sans pénétrer dans l'épaisseur de cette dernière. Par contre, on voit des streptocoques en dehors d'elle, infiltrant la tunique péritonéale. On voit également la lumière de deux vaisseaux à parois hypertrophiées et remplies de streptocoques.

A côté de ces planches, nous en intercalons deux autres, provenant des coupes du foie d'un malade (obs. LXXIV, tableau des morts). Ici, on voit les cellules hépatiques détruites par l'infiltration purulente. Dans la cavité de l'abcès, on voit du tissu sphacélé rempli de streptocoques (planche IV, fig. 1).

Nous ajoutons également une coupe microscopique du foie de l'observation LXXV (tableau des morts), dans laquelle nous voyons une infiltration purulente dans la paroi hypertrophiée du vaisseau qui est détruite par places ; mêmes destructions des cellules ; on voit également des streptocoques dans l'abcès. (Voir planche IV, fig. 2.)

En résumé, par ce qui vient d'être dit, on voit que les abcès hépatiques expérimentanx, soit ceux produits par l'injection des matières fécales dans le rectum, soit ceux produits par l'injection du pus hépatique de l'homme, présentent les mêmes altérations et les mêmes lésions anatomo-pathologiques ; de plus, ces expériences nous apprennent que la porte d'entrée des micro-organismes pathogènes des abcès du foie, est la surface du tube intestinal.

Or, pour nous, nous basant sur l'expérimentation et sur le cas malheureux que nous venons de relater plus haut, nous dirons en terminant, que les abcès du foie se forment par petits foyers isolés de suppuration ; que ces petits foyers en se fusionnant en un seul, constituent l'abcès définitif ; que lorsque ces foyers sont rapprochés, il y a formation d'un seul abcès ; et qu'au contraire, quand les foyers sont nombreux et espacés ils peuvent se fusionner en plusieurs points successifs et former alors des abcès multiples.

Donc, la conclusion pratique qui découle de tout ceci, est la suivante : On doit autant que possible appliquer dans la dysenterie, le traitement antiseptique intestinal, pour prévenir ou pour limiter le nombre des abcès du foie ; et en second lieu, il ne faut opérer ni trop tard, ni trop tôt. Ni trop tôt, pour donner le temps à ces abcès de se fusionner ; ni trop tard, pour prévenir les dégâts de la suppuration.

CHAPITRE V

Conclusions.

Les abcès du foie sont uniques ou multiples.

Les abcès du foie sont d'origine microbienne. Avec le temps, les micro-organismes des abcès diminuent au point que ces derniers puissent devenir parfois stériles.

Du pus stérile dans la culture, peut développer des abcès à micro-organismes, sur les animaux.

Le nombre des abcès est en raison directe de l'abondance des micro-organismes.

La porte d'entrée des micro-organismes pathogènes des abcès du foie, est la surface intestinale.

Les abcès du foie se forment par petits foyers successifs. Quand ces foyers sont rapprochés, ils constituent un seul abcès ; lorsqu'ils sont en grand nombre et espacés, ils forment les abcès multiples.

Les produits dysentériques forment les abcès du foie par les micro-organismes qu'ils contiennent.

Les abcès du foie prennent différentes voies pour s'ouvrir ; ils peuvent se vider spontanément et par ordre de fréquence dans le poumon, plèvre, péritoine, intestins, estomac et péricarde. L'intervention chirurgicale comporte avec elle des modifications en rapport avec la voie suivie par l'abcès.

Pour opérer les abcès du foie, trois procédés sont en usage :

1° Le procédé du trocart ;

2° Le procédé du couteau ;

3° Le procédé de l'auteur.

L'application de ces trois procédés sur une grande échelle, a démontré la supériorité du troisième de ces procédés, car il présente des avantages incontestables.

Ces avantages sont :

a) Le plus petit nombre d'abcès uniques rencontrés à l'autopsie ;

b) L'absence complète d'épanchement dans la plèvre et le péritoine pendant et après l'opération ;

c) Les résultats fournis par la statistique : le trocart donnant le 80 0/0 de mortalité ; le couteau, le 71 0/0 ; et le procédé de l'auteur donnant le 50 0/0, y compris les abcès multiples.

La proportion des abcès multiples non guérissables étant de 39,81 0/0, et celle des abcès uniques pouvant guérir étant de 60,19 0/0, tout procédé qui donnerait un résultat opératoire supérieur à ce chiffre de 60,19 0/0, ne représente pas la réalité.

Dans l'état actuel de la science, la seule voie à suivre, croyons-nous, dans l'étude clinique des abcès du foie, c'est de rechercher le meilleur traitement applicable aux abcès multiples.

TABLEAU SYNOPTIQUE DES 157 OBSERVATIONS

PREMIÈRE SÉRIE

ABCÈS DU FOIE

OPÉRÉS PAR LE

PROCÉDÉ ZANCAROL

ET SUIVIS DE GUÉRISON

ABCÈS DU FOIE opérés par le procédé ZANCAROL et suivis de guérison

NOM, AGE, PROFESSION NATIONALITÉ	ANTÉCÉDENTS PATHOLOGIQUES	DÉBUT PROBABLE du L'ABCÈS	SIÈGE DE		L'ABCÈS		SUITES OPÉRATOIRES	OBSERVATIONS
			Lobe droit	Lobe gauche	Unique	Multiples		
I. — Crip., menuisier; hellène; 54 ans.	Dysenterie 1 mois; hépatalgie; fièvre.	Un mois.	1	......	1	......	Guérison en 37 jours.	
II. — Rosso., employé; italien; 23 ans.	Pas de dysenterie.	Un mois.	1	......	1	......	Guérison en 12 jours.	Trois pansements.
III. — Pou., menuisier; hellène; 60 ans.	Dysenterie 2 mois; hépatalgie quelques jours après.	Deux mois.	......	1	1	......	Guérison en 30 jours.	Pas de fièvre; ni avant ni après l'opération.
IV. — Ste., négociant; ottoman; 24 ans.	Dysenterie, 6 jours (?).	Six jours (?).	1	......	1	......	Guérison en 28 jours.	
V. — Mor., employé; ottoman; 35 ans.	Dysenterie depuis 3 mois.	Trois mois.	1	......	1	......	Guérison en 31 jours.	Pas de fièvre, ni avant ni après.
VI. — Péri., employé; hellène; 45 ans.	Syphilis; hépatalgie depuis 1 mois; dysenterie après l'hépatalgie.	Un mois.	......	1	1	......	Guérison en 23 jours.	Pas d'adhérences de l'abcès avec paroi abdominale; pas de fièvre, ni avant ni après.
VII. — Courk., boulanger; hellène; 23 ans.	Dysenterie depuis 5 mois. durée courte; hépatalgie intermittente.	Cinq mois.	1	......	......	1	Guérison des deux abcès en trois mois.	Deux abcès opérés; le second par la même incision que le premier, un mois après.
VIII. — Mme Sag., ménagère; autrichienne; 45 ans.	Dysenterie 4 mois.	Un mois.	......	1	1	......	Guérison en 51 jours.	
IX. — Zoul., mécanicien; hellène; 30 ans.	Diarrhée il y a 11 ans; rhumatisme; fièvre intermittente.	Quinze jours	......	1	1	......	Guérison en 45 jours.	Pas de fièvre, ni avant ni après.
X. — Mme Jot., ménagère; hellène; 22 ans.	Dysenterie 9 mois; influenza un mois.	Six mois.	......	1	1	......	Guérison en 24 jours.	Pas de fièvre après l'opération; quatre jours avant fièvre légère (38°).
XI. — Disk., épicier; hellène; 36 ans.	Syphilis; jamais de dysenterie ni diarrhée.	Trois mois.	1	......	1	......	Guérison en 46 jours.	
XII. — Bol., marin; syrien; 30 ans.	Pas de dysenterie.	Huit mois.	1	......	1	......	Guérison en 39 jours.	Pas de fièvre ni avant ni après; abcès contenant 500 gr. de pus.

NOM, AGE, PROFESSION NATIONALITÉ	ANTÉCÉDENTS PATHOLOGIQUES	DÉBUT PROBABLE de L'ABCÈS	SIÈGE DE		L'ABCÈS		SUITES OPÉRATOIRES	OBSERVATIONS
			Lobe droit	Lobe gauche	Unique	Multiples		
XIII. — Naoum, employé; hellène; 29 ans.	Dysenterie 2 ans; diarrhée après l'abcès; épuisement très prononcé du malade.	Trois mois.	1	.....	1	.....	Guérison en 74 jours.	Épanchement pleurétique séreux.
XIV. — Sah., médecin; italien; 62 ans.	Dysenterie 2 mois 1/2.	Un mois.	1		1	.....	Sorti avant guérison.	Quelques mois après mourut en ville; pas d'autopsie.
XV. — Kaz, employé; hellène; 23 ans.	Dysenterie 9 mois; diarrhée après l'abcès.	Deux mois et demi.	1		1	.....	Guérison en deux mois.	Pas de fièvre ni avant ni après; abcès ouvert dans plèvre constaté pendant l'opération.
XVI. — Fab, boulanger; hellène; 28 ans.	Alcoolisme; pas de dysenterie.	Dix jours.	1		1	.....	Guérison en 29 jours.	Six jours de fièvre avant l'opération; apyrexie après; épanchement séreux dans plèvre constaté pendant l'opération.
XVII. — Abal, cafetier; égyptien; 38 ans.	Alcoolisme.	Six mois.	1		1	.....	Sorti avant guérison, étant alors en mauvais état.	Apyrexie complète.
XVIII. — Sol, laitier; russe; 30 ans.	Hépatalgie; diarrhée deux mois; douleurs intercostales.	Deux mois.	1		1	.....	Guérison en 20 jours.	Apyrexie avant et après.
XIX. — Perg., mécanicien; hellène; 35 ans.	....	Onze jours.		1	1	.....	Guérison en 10 jours.	Pas de fièvre.
XX. — Cand., coupeur de tabac; hellène; 35 ans.	Pas de diarrhée.	Quinze jours.	1		1	.....	Guérison en 25 jours.	
XXI. — Vland., épicier; hellène; 35 ans.	Hépatite 4 ans guérie (?); diarrhée 3 mois.	Trois mois.	1		1	.....	Guérison, durée totale 3 mois.	Deux mois après l'opération empyème, pour lequel on fait une deuxième résection de côtes; pas de communication apparente de l'abcès avec l'empyème.
XXII. — Stav., marin; hellène; 18 ans.	Dysenterie 2 mois; hépatalgie et scapulalgie; épuisement.	Deux mois.	1		1	.....	Guérison en 80 jours.	Apyrexie, sauf 38°,5 un seul jour (température vespérale).
XXIII. — Mme Bad., ménagère italienne; 36 ans.	Dysenterie 6 m. avant; hépatalgie et scapulalgie; épuisement; foie énorme, arrivant jusqu'à 4 c. du pubis.	Deux mois.		1	1	.....	Guérison en 1 mois	
XXIV. — Komn., marchand ambulant; hellène; 38 ans.	Dysenterie 5 ans avant; hépatite guérie (?).	Cinq ans.	1	.....	1	.....	Guérison en 2 mois.	Un mois après l'opération, empyème; opéré 25 jours après.

NOM, AGE, PROFESSION NATIONALITÉ	ANTÉCÉDENTS PATHOLOGIQUES	DÉBUT PROBABLE de L'ABCÈS	SIÈGE DE L'ABCÈS		L'ABCÈS		SUITES OPÉRATOIRES	OBSERVATIONS
			Lobe droit	Lobe gauche	Unique	Multiples		
XXV. — Zah., boulanger ; hellène ; 25 ans.	Alcoolisme.	Deux mois.	1	......	1	......	Guérison en 40 jours.	
XXVI. — Ath., employé ; hellène ; 40 ans.	Dysenterie 40 jours avant ; hépatalgie plus tard.	Quarante jours.	1	......	1	......	Guérison en 20 jours.	
XXVII. — Vos., épicier ; hellène ; 33 ans.	Pas de dysenterie.	Deux mois.	1	......	1	......	Guérison en 41 jours.	Au premier pansement on a constaté de la bile qui a disparu au bout de dix jours.
XXVIII. — Tat., employé ; hellène ; 25 ans.	Alcoolisme.	Vingt jours.	1	......	1	......	Guérison en 21 jours.	
XXIX. — Connet., épicier ; hellène ; 26 ans.	....	Vingt-deux jours.	1	......	1	......	Guérison en 25 jours.	Les premiers pansements étaient tachés de bile assez abondante.
XXX. — Par., cafetier ; hellène ; 21 ans.	Alcoolisme ; dysenterie 3 mois 1/2 avant son entrée ; signes hépatiques 15 jours après.	Trois mois.	1	......	1	....	Guérison en 26 jours.	Diarrhée pendant deux jours.
XXXI. — Valos., employé ; hellène ; 26 ans.	Fistule anale ; dysenterie il y a 6 ans ; hépatalgie ; hépatite 3 ans.	Deux mois et demi (?).	1	......	1	......	Guérison totale en 2 mois.	Opéré par ponctions successives ; abcès ouvert dans le poumon.
XXXII. — Marol., marin ; hellène ; 32 ans.	Opéré d'un abcès du foie 8 mois avant par ponction ; dysenterie 6 mois avant ; signes hépatiques.	....	1	......	1	......	Guérison en 40 jours.	Cette observation prouve que les cas traités par ponctions, même en apparence guéris, on n'est pas en droit de les considérer comme tels ; exception faite des abcès communiquant avec le poumon.
XXXIII. — Georg., négociant ; hellène ; 28 ans.	....	....	1	......	1	......	Guérison en 20 jours.	Pas de fièvre ni avant ni après l'opération.
XXXIV. — Wis., peintre ; italien ; 35 ans.	....	Un mois.	1	......	1	......	Guérison en 40 jours.	
XXXV. — Vang., négociant ; hellène ; 44 ans.	Alcoolisme ; pas de dysenterie.	Deux mois.	......	1	1	......	Guérison en 10 jours.	
XXXVI. — Har., boulanger ; hellène ; 45 ans.	Pas de dysenterie.	....	1	......	1	......	Guérison en 21 jours.	
XXXVII. — Nicol., épicier ; hellène ; 47 ans.	Hépatite il y a 15 ans.	Quinze ans.	1	......	1	......	Guérison en 40 jours.	

NOM, AGE, PROFESSION NATIONALITÉ	ANTÉCÉDENTS PATHOLOGIQUES	DÉBUT PROBABLE de L'ABCÈS	SIÈGE DE		L'ABCÈS		SUITES OPÉRATOIRES	OBSERVATIONS
			Lobe droit	Lobe gauche	Unique	Multiples		
XXXVIII. — Kah., employé; ottoman ; 21 ans.	Pas de dysenterie.	Deux mois.	1	......	1	......	Guérison en 40 jours.	
XXXIX. — Matz., boulanger; hellène ; 40 ans.	Pas de dysenterie; diarrhée.	Cinquante jours.	1	......	1	......	Guérison en 5 mois.	Kyste hydatique au lobe droit du foie, suppuré.
XL. — Pet., cafetier ; hellène ; 23 ans.	Pas de dysenterie;	....	1	......	1	......	Guérison en 43 jours.	
XLI. — Mavr., ouvrier; hellène ; 45 ans.	....	....	1	......	1	......	Guérison en 15 jours.	L'abcès du foie était ouvert dans l'estomac avant d'être opéré.
XLII.—Minim.,portefaix;égyptien ; 40 ans.	Diarrhée.	....	1	......	1	......	Guérison en 37 jours.	
XLIII. — Mᵐᵉ Silv. ménagère; hellène ; 44 ans.	Dysenterie un mois et demi, signes hépatiques; cachexie, œdème des extrémités; pas d'albuminurie.	Un mois et demi.	1	......	1	......	Guérison en 37 jours.	
XLIV. — Louis., tanneur; hellène ; 47 ans.	Se dit malade depuis cinq jours.	....	1	......	1	......	Guérison en 37 jours.	
XLV. — Lamb., boulanger; hellène ; 47 ans.	Malade depuis deux mois ; pas de diarrhée.	Deux mois.	1	......	1	......	Guérison en 64 jours.	
XLVI. — Miselos., canotier ; hellène ; 46 ans.	Dysenterie douze jours avant son entrée.	Douze jours environ.	......	1	1	......	Guérison en 30 jours.	Pas de fièvre, ni avant ni après.
XLVII. Moʰᵈ., laboureur; égyptien ; 22 ans.	Dysenterie (?).	....	1	......	1	......	Guérison en 26 jours.	Dysenterie après l'opération; pas de fièvre, ni avant ni après.
XLVIII.—Papag., domestique; hellène ; 30 ans.	....	....	......	1	1	......	Guérison en 46 jours.	
XLIX. — Kerol., domestique ; hellène ; 16 ans.	Dysenterie huit jours avant.	Dix jours avant son entrée.	......	1	1	......	Guérison en 17 jours.	
L. — Cap., marchand de poissons ; hellène ; 30 ans.	Diarrhée.	Un mois.	1	......	......	1	Guérison en 65 jours.	Deux abcès, dont l'un au lobe droit, opéré avec résection de côtes ; l'autre ouvert spontanément dans les bronches.

NOM, AGE, PROFESSION NATIONALITÉ	ANTÉCÉDENTS PATHOLOGIQUES	DÉBUT PROBABLE de L'ABCÈS	SIÈGE DE L'ABCÈS		L'ABCÈS		SUITES OPÉRATOIRES	OBSERVATIONS
			Lobe droit	Lobe gauche	Unique	Multiples		
LI. — Mme Chris., hellène; 38 ans.	....	Trois mois et demi, pendant la grossesse, qui a suivi son cours régulier.	1	......	1	......	Guérison en 84 jours.	Pendant la période puerpérale, dysenterie; deux mois et demi après le début, ouverture de l'abcès dans la plèvre.
LII. — Nic., marin; hellène; 28 ans.	Paludisme; épuisement.	Deux mois.	1	......	1	......	Guérison en 45 jours.	Abcès ouvert dans le poumon; il a été opéré par une seule ponction.
LIII. — Moh^d, cuisinier; égyptien; 30 ans.	....	Deux mois.	1	......	1	......	Guérison en 45 jours.	Opéré par aspiration; abcès ouvert dans les bronches à son entrée à l'hôpital.
LIV. — Giouma, négociant; égyptien; 36 ans.	....	Trois mois.	1	......	1	......	Guérison en 2 mois.	Pas de fièvre, ni avant ni après.
LV. — Abouk., poseur; égyptien; 36 ans.	Hépatalgie et diarrhée.	Deux mois.	1	......	1	......	Guérison en 8 mois 1/2.	Abcès opéré par le Dr Valassopoulo; à la sortie du malade, douleur au lobe droit du foie; revenu quelques mois après pour se faire opérer d'un abcès du lobe gauche.
LVI. — Rag., huissier; égyptien; 30 ans.	Diarrhée et scapulalgie; opéré au Caire par incision.	Dix mois.	1	......	1	......	Guérison en 48 jours.	Le même abcès opéré deux fois (procédé Stromayer-Little, antérieur); Abcès ouvert dans le poumon vingt-cinq jours avant son entrée à l'hôpital (Caire).
LVII. — Kbrissan., s. p.; hellène; 38 ans.	Hépatalgie; sueurs; fièvre; diarrhée; opéré après incision; abcès existant encore.	Trois ans.	1	......	1	......	Guérison en 45 jours.	Pas de fièvre ni avant ni après; abcès opéré deux fois (procédé Stromayer-Little antérieurement, au Caire).
LVIII. — Damati, employé; hellène; 38 ans.	Influenza quatre mois avant; douleur cæcale temporaire; signes hépatiques depuis; syphilis.	Cinq mois.	......	1	1	......	Guérison en 3 mois.	Pas de fièvre, ni avant ni après.
LIX. — Girg, cultivateur; ottoman; 30 ans.	Dysenterie il y a un an; diarrhée.	Trois mois.	1	......	1	......	Guérison en 43 jours.	Abcès énorme, du volume d'une tête d'enfant; contre-ouverture de l'abcès pour épuisement et surface ichoreuse de l'abcès. État général très satisfaisant après cette dernière opération.

NOM, AGE, PROFESSION NATIONALITÉ	ANTÉCÉDENTS PATHOLOGIQUES	DÉBUT PROBABLE de L'ABCÈS	SIÈGE DE L'ABCÈS		L'ABCÈS		SUITES OPÉRATOIRES	OBSERVATIONS
			Lobe droit	Lobe gauche	Unique	Multiples		
LX — Stef., menuisier; hellène; 25 ans.	Hépatite il y a deux ans et demi; pas de diarrhée.	Deux ans et demi.	1		1		Guérison en 14 jours.	Malade opéré par ponction unique; abcès ouvert dans le poumon. Après la ponction, l'expectoration purulente cesse.
LXI. — Pat., négociant; hellène; 23 ans.	Diarrhée un mois, hépatalgie.	Quarante jours.	1		1		Guérison en 20 jours.	Abcès ouvert dans les bronches; opéré par une seule ponction (500 gr. de pus).
LXII. — Cand., mécanicien; hellène; 38 ans.	Dysenterie quelques jours avant.	Trois mois.	1		1		Guérison en 2 mois.	
LXIII. — Strat., négociant; hellène; 42 ans.	Pas de dysenterie.	Deux mois.		1	1		Guérison en 20 jours.	
LXIV. — Mᵐᵉ Allen, ménagère; anglaise; 22 ans.	Alcoolisme; dysenterie.	Trois mois.		1	1		Guérison en 7 semaines.	
LXV. — Papad., négociant; hellène; 52 ans.	Pas de dysenterie.	Deux mois.	1		1		Guérison en 9 semaines.	Abcès ouvert dans les bronches; dix jours après l'opération, hémorrhagie abondante par la cavité de l'abcès; six jours après, seconde hémorrhagie très abondante; abcès opéré par résection; cicatrisation normale; hémoptysie.
LXVI. — Georg., domestique; hellène; 19 ans.				1	1		Guérison en 23 jours.	
LXVII. — Mᵐᵉ Dombr., ménagère; hellène; 35 ans.	Dysenterie; signes hépatiques; expectoration purulente et sanguinolente d'origine hépatique.	Deux mois et demi.	1		1		Guérison en 2 mois.	Opéré par résection d'une côte; on a été obligé de traverser le poumon avec le couteau sur une étendue de 4 cent.; l'abcès du foie était ouvert dans le poumon.
LXVIII. — Papanti, employé; italien; 34 ans.	Fièvre typhoïde et variole; hépatalgie et fièvre; pas de dysenterie.	Trois ans.		1	1		Guérison en 19 jours.	
LXIX. — Kalim., maître d'école; hellène; 55 ans.	Dysenterie.	Deux mois et demi.	1			1	Guérison en 4 mois.	Second abcès ouvert par couteau par la même plaie opératoire.
LXX. — Papazo., maître de gymnastique; hellène; 35 ans.	Opéré une première fois à Beyrouth d'un abcès de foie sans *résection de côte*; plaie en suppuration.		1				Guérison en 26 jours.	Opération par résection de côte.

NOM, AGE, PROFESSION NATIONALITÉ	ANTÉCÉDENTS PATHOLOGIQUES	DÉBUT PROBABLE de L'ABCÈS	SIÈGE DE		L'ABCÈS		SUITES OPÉRATOIRES	OBSERVATIONS
			Lobe droit	Lobe gauche	Unique	Multiples		
LXXI. — Tott., entrepreneur ; hellène ; 42 ans.	Dysenterie il y a 8 ans ; hémoptysie pendant l'évolution de l'abcès.	Un an.	1	......	1	......	Guérison en 30 jours.	Suppuration peu abondante.
LXXII. — Vitali, pharmacien ; hellène ; 42 ans.	Syphilis il y a quinze ans ; accidents tertiaires ; il y a deux ans fièvre continue ; pas de dysenterie ; malade épuisé.	Deux ans.	1	......	......	1	Sorti avant guérison 35 jours après l'opération.	La fièvre vespérale n'a jamais cessé après l'opération ; diarrhée continue ; cachexie ; tissu hépatique en putrilage.
LXXIII. — Gana., s. p. ; hellène ; 56 ans.	Pas de dysenterie.	Un mois.	......	1	1	......	Guérison en 6 semaines.	
LXXIV. — Cazzat., marin ; hellène ; 47 ans.	Dysenterie.	Quatre mois.	1	......	1	......	Guérison en 3 semaines.	Abcès empiétant au bord antérieur du foie ; opéré sans résection de côte, à cause de son siège.
LXXV. — X..., rentier ; hellène ; 40 ans.	Dysenterie.	Six mois.	1	......	1	......	Guérison en 45 jours.	Abcès se prolongeant du côté du flanc ; on aurait pu croire à un abcès périnéphrétique.
LXXVI. — Lufti, employé ; égyptien ; 50 ans.	Alcoolisme.	....	1	......	....		Sorti avant guérison.	Abcès communiquant avec le poumon.
LXXVII. — Zark., courtier ; hellène ; 52 ans.	Fièvre typhoïde ; influenza ; dysenterie 2 mois avant.	Vingt-cinq jours.	1	......	1	......	Guérison en 2 mois.	
LXXVIII. — Stégou, ménagère ; autrichienne ; 40 ans.	Hépatalgies fréquentes : influenza ; dysenterie il y a 1 mois.	Un mois.	1	......	1	......	Sans traitement.	Le pus de l'abcès contenait des streptocoques.
LXXIX. — Grégor., étudiant ; hellène ; 17 ans.	Pas de dysenterie.	Trois semaines avant.	1	......	1	......	Guérison en 2 mois.	Grande voussure du thorax à droite ; vaste abcès non adhérent avec *vésicules* d'hydatides ; foie très volumineux.
LXXX. — Sp. Vraï., cafetier ; hellène ; 40 ans.	Diarrhée il y a 1 an ; hépatalgie 15 jours avant.	Un an.	......	......	....		Guérison en 1 mois *sans opération*.	Abcès ouvert dans le péritoine ; péritonite d'intensité moyenne.

APPENDICE

NOM, AGE, PROFESSION NATIONALITÉ	ANTÉCÉDENTS PATHOLOGIQUES	DÉBUT PROBABLE de L'ABCÈS	Lobe droit	Lobe gauche	Unique	Multiples	SUITES OPÉRATOIRES	OBSERVATIONS
LXXXI. — Joseph M., peintre ; italien ; 23 ans.	....	Deux mois.	1	......	1	......	Guérison en 2 mois.	Ce malade a été opéré lorsque la rédaction de ce travail était déjà terminée.

ABCÈS DU FOIE

OPÉRÉS PAR LE

PROCÉDÉ ZANCAROL

ET SUIVIS DE MORT

ABCÈS DU FOIE opérés par le procédé ZANCAROL et suivis de mort.

NOM, AGE, PROFESSION NATIONALITÉ	ANTÉCÉDENTS PATHOLOGIQUES	DÉBUT PROBABLE de L'ABCÉS	SIÈGE DE		L'ABCÈS		OPÉRATION (Procédé ZANCAROL)	SUITES OPÉRATOIRES	RÉSULTATS DE L'AUTOPSIE
			Lobe droit	Lobe gauche	Unique	Multiples			
I. — Jean Anag., cafetier; hellène; 40 ans.	....	....	1	......	1	......	Opéré au bistouri.	Mort 1 heure après l'opération.	Hémorrhagie hépatique ; source restée inconnue.
II. — D. Cliron, s. p.; hellène ; 16 ans.	Dysenterie ancienne et récente.	Deux mois.	1	......	......	1	1	....	Abcès multiples ; ulcération du gros intestin ; abcès miliaires au gros intestin.
III. — Mme B..., ménagère; hellène ; 22 ans.	Il y a 4 mois dysenterie de 15 jours ; récidive et guérison.	Deux mois.	......	1	......	1	1	Morte 38 jours après.	Pas d'autopsie.
IV. — Rap. Bouc., marin ; hellène ; 87 ans.	Diarrhée.	Deux ans.	1	......	......	......	1	....	Pas d'autopsie.
V. — Georges Kor., domestique ; hellène ; 24 ans.	....	....	1	......	......	1	1	....	Trois abcès du volume d'oranges ; un autre à la face inférieure ; ulcération du côlon.
VI. — Vel., mécanicien ; hellène ; 28 ans.	Hépatalgie et scapulalgie datant de 40 jours.	40 jours.	1	......	......	1	1	....	Abcès ouvert au poumon : abcès du lobe droit multiples.
VIbis. — Papaud., épicier ; hellène ; 32 ans.	Excès alcooliques ; pas de diarrhée.	15 jours avant son entrée.	......	1	......	1	1	Pyohémie ; survie 3 jours.	Un des abcès communiquait avec plèvre droite, et un autre avec péritoine.
VII. — Perman., marin ; hellène ; 30 ans.	Diarrhée et hépatalgie.	15 jours.	1	......	......	1	1	Pyohémie ; survie 5 jours.	Abcès multiples du foie.
VIII. — Dogo, épicier ; hellène ; 22 ans.	Pas de diarrhée.	2 mois 1/2.	1	......	1	......	1	Pyohémie ; survie 53 jours.	Tubercules pulmonaires ; abcès ayant détruit presque totalement le foie et ayant comme paroi le côlon, les rein et l'intestin grêle.
IX. — Azami, cafetier ; hellène ; 42 ans.	Dysenterie il y a 3 ans.	3 ans.	......	1	......	1	1	Péritonite non opératoire.	Un des abcès ouvert dans le péritoine.
X. — Himar., s. p.; hellène ; 45 ans.	Diarrhée il y a 2 ans ; dysenterie 2 mois ; diarrhée persistante à son entrée.	2 ans.	1	......	......	1	1	Malade ayant subi deux opérations, dont l'une par aspiration, survécu 15 jours.	1er abcès opéré cicatrisé ; plusieurs autres abcès.

NOM, AGE, PROFESSION NATIONALITÉ	ANTÉCÉDENTS PATHOLOGIQUES	DÉBUT PROBABLE de L'ABCÈS	SIÈGE DE		L'ABCÈS		OPÉRATION (Procédé ZANCAROL)	SUITES OPÉRATOIRES	RÉSULTATS DE L'AUTOPSIE
			Lobe droit	Lobe gauche	Unique	Multiples			
XI. — Anas., marchand de tabac; hellène; 55 ans.	Malade depuis 4 ans; hépatalgie 10 jours avant.	?	1	.....	1	.....	1	Hémorrhagie dans la cavité de l'abcès; survécu 10 heures.	Surface de l'abcès gangréneuse; vaste abcès comprenant presque tout le foie; vaisseaux hépatiques faisant pont; reins graisseux. *Nota.* — Signes de pyhémie avant l'opération; épuisement très avancé du malade; on craint la chloroformisation.
XII. — Caruzo, marbrier; hellène; 55 ans.	Fièvre intermittente.	Deux mois.	.....	1	.....	1	1	Survécu 21 jours.	Deux autres abcès non opérés; abcès opéré ayant pour paroi la plèvre gangréneuse.
XIII. — Mme Cokinou; hellène; 80 ans.	Dysenterie 1 mois; hépatalgie.	Un mois.	.....	1	.....	1	1	Survécu 18 heures.	Plusieurs abcès; pas d'adhérence avec la paroi abdominale.
XIV. — Sp. Grégorat, négociant; hellène; 40 ans.	Pas de diarrhée.	Sept mois.	.....	1	?	?	....	Survécu 6 jours. Pyhémie.	Pas d'autopsie.
XV. — Aslam., menuisier; hellène; 35 ans.	Douleur forte au creux de l'estomac.	Seize jours.	.....	1	.....	1	A l'ouverture de l'abcès, fragments sphacélés de tissu hépatique.	Survécu 6 jours.	Plusieurs abcès; abcès opéré à la paroi intestinale; communique avec péritoine en arrière.
XVI. — Florenti, mécanicien; hellène; 39 ans.	Dysenterie 1 mois.	?	1	.....	1	.....	1	Pas d'amélioration; survécu 24 heures. Pyhémie.	Foie adhérent de toutes parts; abcès énorme; lobe droit totalement détruit; ulcération du côlon.
XVII. — Elef., épicier; hellène; 24 ans.	Dysenterie 15 jours.	Six jours; hépatalgie.	1	.....	.....	1	1	Survécu 11 jours.	Pus dans la plèvre droite; abcès opéré à la convexité du foie; en plus 4 abcès isolés; l'abcès opéré communique spontanément avec plèvre.
XVIII. — Bons., menuisier; hellène; 40 ans.	Scapulalgie; névralgie intercostale.	Un mois.	1	....	1	.....	1 Surface interne de l'abcès ichoreuse.	Survécu 9 jours. Pyhémie.	Foie adhérent au diaphragme; abcès énorme à la convexité du foie; matières gangréneuses tapissant paroi interne; abcès au rein droit; pus mêlé de bile.

NOM, AGE, PROFESSION NATIONALITÉ	ANTÉCÉDENTS PATHOLOGIQUES	DÉBUT PROBABLE de L'ABCÈS	SIÈGE DE		L'ABCÈS		OPÉRATION (Procédé ZANCAROL)	SUITES OPÉRATOIRES	RÉSULTATS DE L'AUTOPSIE
			Lobe droit	Lobe gauche	Unique	Multiples			
XIX. — Rigo, confiseur; hellène; 42 ans.	Diarrhée dysentériforme; scapulalgie.	Un mois.	1	......	......	1	1	Survécu 6 jours.	Foie adhérent au diaphragme; foie cardiaque; abcès réduit au volume d'un œuf; deux abcès ayant détruit la moitié du lobe.
XX. — Zisaki, employé; hellène; 24 ans.	Diarrhée.	Un mois.	1	......	1	......	Résection de 2 côtes; épanchement séreux dans plèvre.	Survécu 83 jours.	Foie adhérent au péritoine en avant et en arrière; surface interne de l'abcès ichoreuse; ulcérations dysentériques anciennes et profondes du cæcum.
XXI. — Scarl., épicier; hellène; 34 ans.	Diarrhée; fièvre intermit., asthme, influenza en 1891, albuminurie.	Deux ans; scapulalgie et douleurs intercostales.	1	......	......	1	....	Survécu 1 mois.	Plusieurs abcès; l'abcès opéré communiquant avec duodénum et estomac; un autre ayant comme paroi le pancréas et le duodénum; reins scléreux; cœur gros; épanchement séreux dans les méninges.
XXII. — Mᵐᵉ Pepina, ménagère; française; 30 ans.	Diarrhée.	Un mois.	1	......	......	1	....	Fièvre; survécu 34 jours.	Abcès opéré presque cicatrisé; un autre abcès énorme face inférieure communiquant avec péritoine. Rien aux intestins.
XXIII. — Foulr., cafetier; hellène; 27 ans.	Diarrhée, 3 mois.	Trois mois.	1	......	......	1	1	Surv. 19 jours. Ouverture spontanée d'un second abcès dans la plèvre, la veille de sa mort.	Abcès opéré du volume d'une tête d'enfant, presque cicatrisé; deuxième abcès du volume d'orange communiquant avec plèvre, d'où empyème; ecchymoses sous-muqueuses de l'intestin.
XXIV. — Carat., marin; hellène; 53 ans.	Diarrhée; hépatalgie.	40 jours.	1	......	......	1	1	Diarrhée persistante; survécu 11 jours.	Abcès opéré du volume d'orange; plusieurs abcès au lobe gauche; ulcération du côlon ayant détruit les couches de l'intestin jusqu'au péritoine.
XXV. — Arm., marchᵈ de fruits; hellène; 48 ans.	Alcoolisme; diarrhée, 1 mois.	Un mois.	1	......	......	1	1	Survécu 4 jours.	Sérosité dans plèvre; foie cardiaque; six abcès dont deux communiquant avec l'abcès opéré; glandes intestinales tuméfiées (cette tuméfaction précède l'ulcération).

NOM, AGE, PROFESSION NATIONALITÉ	ANTÉCÉDENTS PATHOLOGIQUES	DÉBUT PROBABLE de l'abcès	SIÈGE DE		L'ABCÈS		OPÉRATION (Procédé ZANCAROL)	SUITES OPÉRATOIRES	RÉSULTATS DE L'AUTOPSIE
			Lobe droit	Lobe gauche	Unique	Multiples			
XXVI. — Elio, fabricant de cigarettes ; ottoman ; 18 ans.	Diarrhée, 15 jours.	....	1	....	......	1	1	Survécu 24 jours.	Abcès multiples au lobe droit ; foie cardiaque ; reins sclérosés ; ganglions mésentériques tuméfiés ; glandes du cæcum tuméfiées et ramollies.
XXVII. — Mme Marie S..., ménagère ; autrichienne ; 42 ans.	Diarrhée ; hématurie 3 jours.	Deux mois.	1	?	?	1	1	Survécu 25 jours.	Pas d'autopsie.
XXVIII. — A. Cokal, marchand de tabac ; hellène ; 32 ans.	Dysenterie 4 ans.	37 jours, ictère.	1	......	......	1	1	Survécu 42 jours.	Plusieurs abcès (3) ; altérations dysentériques du côlon ; abcès opéré cicatrisé ; un second plein de pus ; un troisième communiquant avec péricarde, d'où pyo-péricardite ; abcès pulm. droits.
XXIX. — Mme Bris, ménagère ; autrichienne ; 32 ans.	Pas de dysenterie ni de diarrhée.	Trois mois, scapulalgie, hépato-mégalie.	1	....	......	1	1	Survécu 25 jours.	Abcès opéré cicatrisé ; plusieurs autres abcès.
XXX. — Vergos, négociant ; hellène ; 80 ans.	....	....	......	1	1	......	1	Survécu 6 jours.	Grand abcès au lobe gauche, adhérent au péricarde et diaphragme ; liquide séreux au péricarde.
XXXI. — Fav., marchand de tabac ; hellène ; 30 ans.	Dysenterie 6 mois.	Deux mois.	1	......	......	1	1	Survécu 9 jours.	Plusieurs abcès (14) ; abcès opéré cicatrisé ; second abcès communiquant avec plèvre, d'où empyème ; les intestins n'ont pas été examinés.
XXXII. — Bast, mécanicien ; suisse ; 63 ans.	Diarrhée.	Trois mois.	1	......	......	1	1	Survécu 18 jours.	Côlon transverse adhérent à l'abcès ; grand abcès à paroi capsule de Glisson ; second abcès très superficiel à paroi abdominale ; pus ichoreux noirâtre ; plusieurs autres abcès.
XXXIII. — Souants, fabricant de cigarettes ; ottoman ; 25 ans.	....	Quatre mois.	......	1	......	1	1	Survécu 14 jours ; diarrhée. fièvre persistante.	Abcès opéré en voie de cicatrisation ; plusieurs abcès dont le plus grand du volume d'un œuf et le plus petit d'un pois ; pas de péritonite, et pas d'adhérences péritonéales.

NOM, AGE, PROFESSION, NATIONALITÉ	ANTÉCÉDENTS PATHOLOGIQUES	DÉBUT PROBABLE de L'ABCÈS	SIÈGE DE — Lobe droit	SIÈGE DE — Lobe gauche	L'ABCÈS — Unique	L'ABCÈS — Multiples	OPÉRATION (Procédé ZANCAROL)	SUITES OPÉRATOIRES	RÉSULTATS DE L'AUTOPSIE
XXXIV. — Obder, négociant; autrichien; 42 ans.	Dysenterie 4 mois.	Quatre mois.		1		1	Trois abcès opérés; un autre découvert plus tard; malade refuse opération.	Surv. 15 jours.	Pas d'autopsie.
XXXV. — Kyriak., domestique; hellène; 34 ans.	Diarrhée 1 mois 1/2; hépatalgie.	Un mois et demi.	1				1	Surv. 18 jours, fièvre persistante.	Pas d'autopsie.
XXXVI. — Zoh., employé; hellène; 32 ans.	Dysenterie 10 jours.			1			1	Surv. 3 jours; fièvre persistante.	Pas d'autopsie. Streptocoques dans le pus. (Examen fait par M. Kartulis, alors mon aide, 1886).
XXXVII. — 'Coum., menuisier; hellène; 35 ans.	Dysenterie persistante.	Date indéterminée.	1			1	1	Surv. 3 jours; fièvre persistante; diarrhée persistante.	Plusieurs abcès volumineux; rien aux intestins, si ce n'est une légère hypertrophie de la muqueuse.
XXXVIII. — Vos., cuisinier; hellène; 30 ans.	Diarrhée.	Un mois et demi.	1	1		1	Deux abcès opérés à 15 jours d'intervalle. (Lobe gauche et droit); écoulement de bile par l'abcès droit.	Surv. 23 jours; fièvre persistante.	Épanchement pleurétique gauche constaté pendant la vie; abcès opéré en voie de cicatrisation. Plusieurs autres abcès; glandes du côlon hypertrophiées; intestin grêle, glandes de Peyer tuméfiées.
XXXIX. — Ghika, cafetier; hellène; 30 ans.	Pas de diarrhée.	Deux ans.	1	1		1	Deux abcès opérés à 4 jours, d'intervalle.	Surv. 2 jours après le 2e abcès; fièvre persistante.	Pas d'autopsie.
XL. — Moussa, bijoutier; syrien; 34 ans.	Dysenterie, 7 mois.	Signes hépatiques, 20 jours.	1			1	1	Diarrhée et fièvre persistante.	Foie cardiaque; plusieurs abcès; un des abcès non opéré communiq. avec plèvre; reins gros; muqueuse cæcum tuméfiée.
XLI. — Phol., domestique; hellène; 20 ans.	Dysenterie.	Un mois.	1			1	Abcès opéré rempli de subst. nécrosée.	Surv. 5 jours; fièvre persistante.	Adhérence du foie avec diaphragme; plusieurs abcès au lobe droit, d'autres nombreux au lobe gauche.

NOM, AGE, PROFESSION NATIONALITÉ	ANTÉCÉDENTS PATHOLOGIQUES	DÉBUT PROBABLE de L'ABCÈS	SIÈGE DE		L'ABCÈS		OPÉRATION (Procédé ZANCAROL)	SUITES OPÉRATOIRES	RÉSULTATS DE L'AUTOPSIE
			Lobe droit	Lobe gauche	Unique	Multiples			
XLII. — Vail., cordonnier; hellène, 22 ans.	....	....	......	1	1	......	1	Surv. 3 jours; fièvre persistante.	Foie adhérent à l'intestin; grand abcès ayant détruit les 4,5 du parenchyme hépatique; surface interne gangréneuse.
XLIII. — Pat., épicier; hellène; 38 ans.	Ventre douloureux; signes hépatiques.	Trois mois.	1	......	......	1	1	Survécu 24 heures.	Rien au péritoine; foie énorme; plusieurs abcès à matière ichoreuse, ayant détruit presque la totalité du foie; la capsule de Glisson n'étant que seule comme paroi; ulcération du côlon.
XLIV. — Youlk, épicier; hellène; 30 ans.	Hémorrhagie hémorrhoïdale; douleur épigastrique; pas de diarrhée, si ce n'est 20 jours avant son entrée. Epuisement.	Huit mois.	1	......	1	......	1	Diarrhée et fièvre persistantes; survécu 9 jours.	Foie énorme adhérent au diaphragme; abcès énorme à la face supérieure, pus ichoreux; surface gangréneuse; plèvre droite pleine de sérosité purulente sans communicat. avec l'abcès; plèvre gauche à fausses membranes récentes. Ulcérations rectales très étendues; ulcères des glandes du côlon.
XLV. — Joan, épicier; hellène; 49 ans.	Hépatalgie.	Un mois et demi.	1	......	......	......	1	Survécu 6 jours; symptômes de pyohémie; pas de fièvre.	Pas d'autopsie.
XLVI. — Zabar, cuisinier; hellène; 50 ans.	Syphilis; diarrhées fréquentes; hépatalgie.	Six mois.	1	.....	......	1	Deux abcès opérés.	Fièvre persistante; survécu 87 jours.	Pas d'autopsie.
XLVII. — Papageorg., employé; hellène; 36 ans.	Hémoptysies, signes du début de la tuberc. pulm.	?	1	......	1	......	1	Survécu 27 jours; fièvre persistante.	Abcès opéré en voie de cicatrisation; abcès à l'encéphale, au niveau de la circonvolution de Broca; ce dernier abcès s'ouvrait dans le ventricule latéral gauche.
XLVIII. — Coukoun, employé; hellène, 36 ans.	Emphysème pulmonaire; dysenterie un mois et demi avant son hépatite.	Quatorze mois.	1	......	......	1	1	Fièvre persistante; survécu 31 jours.	Au niveau de l'incision du foie, adhérence avec paroi abdominale. Abcès opéré en voie de cicatrisation; un autre abcès grand, à paroi pulmonaire; emphysème pulmonaire.

NOM, ÂGE, PROFESSION NATIONALITÉ	ANTÉCÉDENTS PATHOLOGIQUES	DÉBUT PROBABLE de L'ABCÈS	SIÈGE DE		L'ABCÈS		OPÉRATION (Procédé ZANCAROL)	SUITES OPÉRATOIRES	RÉSULTATS DE L'AUTOPSIE
			Lobe droit	Lobe gauche	Unique	Multiples			
XLIX. — Mirz., boulanger; hellène; 36 ans.	Dysenterie 2 mois.	Un mois; dysenterie recommence après l'hépatite.	1	....	1	......	1	Survécu 2 jours.	Énorme abcès communiquant avec péritoine en arrière.
L — Zaf., coupeur de tabac; hellène; 43 ans.	Malade épuisé; diarrhée précédente; fièvre.	Dix jours. (??)	1	......	......	......	1	Fièvre et diarrhée réapparaissent.	Pas d'autopsie.
LI. — Calb., négociant; hellène; 27 ans ;	Dysenterie 40 jours.	Vingt-cinq jours.	1	......	......	......	1	Pyohémie : deux abcès au niveau de l'aine ; diarrhée persistante ; fièvre.	Pas d'autopsie.
LII. — Ant., coupeur de tabac; hellène; 55 ans.	Abcès périrectal il y a 2 ans; cachexie; douleur au niveau du rein droit, puis formation d'un abcès à cette région.	Deux mois.	1	......	......	1	1	Fièvre persistante.	Six abcès au lobe droit.
LIII. — Calv., employé; hellène; 50 ans.	Dysenterie 8 mois; signes hépatiques depuis quelque temps.	....		1	......	1	1	Survécu 25 jours.	Plusieurs abcès ; abcès opéré, cicatrisé; grand abcès non opéré au lobe droit ; d'autres abcès en arrière; ulcération dans toute l'étendue du gros intestin; la valvule iléo-cæcale était saine.
LIV. — Mavr., employé; hellène; 45 ans.	Il y a un an, abcès au lobe droit, opéré et guéri.	Un mois.	......	......	......	1	1	Survécu 24 heures.	Grand abcès à gauche, dont partie postérieure communique avec péritoine; abcès lobe droit non opéré ; cicatrice du premier abcès (il y a un an) opéré et guéri ; foie cardiaque.
LV. — Sim., marin; hellène; 48 ans.	Dysenterie avant et après l'abcès.	Six mois.	1	......	......	......	1	Fièvre continue, après opération avec légère augmentation; survécu 8 jours.	Pas d'autopsie.

NOM, AGE, PROFESSION NATIONALITÉ	ANTÉCÉDENTS PATHOLOGIQUES	DÉBUT PROBABLE de L'ABCÈS	SIÈGE DE — Lobe droit	SIÈGE DE — Lobe gauche	L'ABCÈS — Unique	L'ABCÈS — Multiples	OPÉRATION (Procédé ZANCAROL)	SUITES OPÉRATOIRES	RÉSULTATS DE L'AUTOPSIE
LVI. — Man., négociant; hellène; 46 ans.	Dysenterie 6 mois avant; signes hépatiques.	Six mois.	1	......	......	......	1	Survécu 30 jours; la fièvre qui avait cessé pendant quelques jours après l'opération, réapparaît de nouveau.	Pas d'autopsie.
LVII. — Macr., pharmacien; hellène; 30 ans.	Dysenterie un mois après le début; bile dans l'urine.	Deux mois.	1	......	......	......	1	Survécu 16 jours; après l'opération, fièvre continuant toujours.	Pas d'autopsie.
LVIII. — Coum., négociant; hellène; 40 ans.	......	......	1	....	......	1	1	Survécu 20 jours.	Grand abcès du lobe droit opéré; autour de cet abcès plusieurs autres abcès; reins sclérosés; rate hypertrophique; rien au péritoine; foie adhérent.
LIX. — Pis., mécanicien; anglais; 48 ans.	Insuffisance mitrale, cœur gros; œdème des extrémités.	Vingt jours.	1	......	......	......	1	Survécu 23 jours.	Pas d'autopsie.
LX. — Michel, négociant; autrichien; 50 ans.	Dysenterie il y a 22 ans; tumeur de la région fessière opérée.	Trois mois et demi.	1	......	......	1	1	Survécu 9 jours.	Un abcès communiq. avec l'opéré; deux autres indépendants; foie gros, cireux; rate cireuse, cicatrices dans le côlon; reins gros, sclérosés; périnéphrite suppurée; poumons emphysémateux; sérosité dans la plèvre.
LXI. — Moh[d]., laboureur; égyptien; 31 ans.	......	......	1	......	......	1	1	Survécu 19 jours.	Trois abcès face inférieure; un abcès ouvert et enkysté dans le péritoine; deux autres abcès prêts à s'ouvrir.
LXII. — Mal., domestique; hellène; 32 ans.	Diarrhée, pertes séminales.	Quatorze jours.	1	......	1	......	Pas d'adhérences avec plèvre.	Survécu 2 jours.	Adhérence avec plèvre au niveau de la plaie opératoire; un seul abcès, petit; foie cardinque; reins sclérosés: cœur gros; rien aux valvules; poumon droit atélectasié.
LXIII. — Jyriak., cultivateur; hellène, 50 ans.	Dysenterie il y a vingt ans.	1 m. 1/2, sig. hépatiques.	......	1	1	......	1	Survécu 5 jours.	Abcès unique, communiquant avec plèvre.

NOM, AGE, PROFESSION NATIONALITÉ	ANTÉCÉDENTS PATHOLOGIQUES	DÉBUT PROBABLE de L'ABCÈS	SIÈGE DE		L'ABCÈS		OPÉRATION (Procédé ZANCAROL)	SUITES OPÉRATOIRES	RÉSULTATS DE L'AUTOPSIE
			Lobe droit	Lobe gauche	Unique	Multiples			
LXIV. — Chris., employé; hellène; 50 ans.	Fièvre typhoïde; Dysenterie.	Cinq mois, dysenterie.	……	1	……	1	1	Survécu 35 jours.	Abcès opéré en voie de cicatrisat.; d'autres abcès (3); branche de la veine porte traversant l'abcès.
LXV. — Sinaï, prêtre; hellène; 35 ans.	Dysenterie il y a trois mois, signes hépatiques.	Trois mois, signes hépatiques.	1	……	……	1	1	Survécu 22 jours.	Abcès énorme, ayant détruit tout le lobe droit; tissu sphacelé; paroi de l'abcès épaisse d'un travers de doigt, formée de tissu hépatique infiltré de pus; un second abcès non ouvert; plusieurs cicatrices probablement d'anciens abcès.
LXVI. — Tul., cordonnier; italien; 40 ans.	Fièvre intermittente il y a cinq ans; pas de diarrhée.	Un mois.	1	……	……	……	1	Survécu 30 jours.	Pas d'autopsie.
LXVII. — Abdal., cafetier; égyptien; 38 ans.	Malade déjà enregistré dans l'obs. XVII, sorti en mauvais état (V. tableau des guérisons).	Six mois.	1	……	1	……	1	Épanchement pleurétique séreux du côté droit. Survécu 3 semaines.	Abcès communiquant avec poumon; plusieurs abcès métastatiques au lobe supérieur du poumon droit; foie ramolli, très volumineux; abcès énorme à parois indurées; plèvre droite tapissée de fausses membranes purul.; abcès aux reins.
LXVIII. — Nanop., coupeur de tabac; hellène; 37 ans.	Il y a six ans, hépatalgie, dysenterie; il y a 15 jours, de nouveau, dysenterie.	Six ans.	1	……	……	1	1	Survécu 7 heures.	Sérum sanguinolent dans le péritoine: deux abcès au lobe droit, dont l'un opéré. Symphyse du sommet du poumon droit; cicatrices de deux anciens ulcères au cæcum.
LXIX. — Vasil., cafetier; hellène; 24 ans.	Malade épuisé à son entrée.	Deux mois, avec diarrhée et dysenterie.	1	……	……	1	1	Survécu 19 jours.	Plusieurs abcès, du volume d'une tête d'enfant à un petit pois; veine porte totalement purulente à son entrée au foie; beaucoup d'amibes dans le pus; veines de la rate remplies de pus; plusieurs ulcères profonds au côlon, abcès métastatique autour du foie.
LXX. — Philip., maître d'école; hellène, 35 ans.	Dysenterie 40 jours avant; fièvre 12 jours.	Deux mois.	1	……	1	……	1	Survécu 22 jours; fièvre continue après opération.	Abcès opéré presque cicatrisé; communic. avec plèvre; abcès métastatique poumon droit; poumon gauche atélectasié.

NOM, AGE, PROFESSION NATIONALITÉ	ANTÉCÉDENTS PATHOLOGIQUES	DÉBUT PROBABLE de L'ABCÈS	SIÈGE DE		L'ABCÈS		OPÉRATION (Procédé ZANCAROL)	SUITES OPÉRATOIRES	RÉSULTATS DE L'AUTOPSIE
			Lobe droit	Lobe gauche	Unique	Multiples			
LXXI. — Stas., marchand de vin ; hellène ; 25 ans.	Malade épuisé à son entrée.	Cinq mois.	1	......	1	......	Résection de 2 côtes.	Fièvre persistante ; survécu 27 jours.	Abcès opéré presque cicatrisé ; parois de l'abcès adhérentes au diaphragme perforé et mettant ainsi en communication l'abcès avec la plèvre ; poumon ratatiné ; ulcération superficielle du côlon.
LXXII. — Pol., boulanger ; hellène ; 38 ans.	Pas de diarrhée ; signes de pyhémie.	Six jours (?)	1	......	......	1	Résection d'une seule côte.	Survécu 24 heures.	Plusieurs abcès, dont un communique avec plèvre ; œdème de la muqueuse de l'intestin grêle.
LXXIII. — Varent., cafetier ; hellène ; 30 ans.	Pas de diarrhée ; il a subi plusieurs ponctions du foie à Athènes.	Seize mois.	1	......	1	......	Résection d'une côte.	Survécu 16 jours.	Abcès communiquant avec plèvre ; abcès cicatrisé ; poumon cirrhotique.
LXXIV. — Lidis, négociant ; hellène ; 40 ans.	Malade cachectique à son entrée ; subictère.	Trois mois.	1	......	......	1	1	Survécu 4 jours.	Tissu hépatique en putrilage ; grand abcès du foie ; abcès secondaires au lobe gauche du foie ; un des abcès enkysté dans le péritoine ; ulcérations dysentériques anciennes de l'intestin en voie de cicatrisation ; abcès stérile.
LXXV. — De Olga, ménagère ; hellène ; 21 ans.	Ictère intense de deux mois de durée.	....	1	......	1	......	Hémorrhagie hépatique ; on a dû, pour arriver à l'abcès, traverser 7 c. de tissu hépat.	Hémorrhagie abondante, provenant du tissu hépatique.	L'abcès opéré est réduit au volume d'une noix ; cirrhose hypertrophique biliaire ; induration de la veine porte ; pus dans la veine, teinté de bile, toutes les ramifications en donnaient ; pas de calculs dans la vésicule.
LXXVI. — Fresk., mécanicien ; italien ; 39 ans.	Paludisme ; dysenterie un mois avant ; diarrhée persistante ; alcoolisme ; cachexie ; cirrhose hypertrophique sans ictère.	Deux mois.	1	......	1	......	Hémorrhagie abondante ; pour trouver l'abcès, on est obligé de traverser 7 c. de tissu hépat.	Survécu 4 jours.	Sérosité dans péritoine ; pas d'ulcérations dysentériques ; foie volumineux ; grand abcès ; sérosité dans le péricarde et plèvre ; reins sclérosés ; hépatite interstitielle.

APPENDICE. — La malade de l'observation LXXVIII, vient de mourir au bout de deux mois, après contre-ouverture en arrière. L'autopsie a montré : Au poumon droit des adhérences anciennes et de l'hépatisation à sa base. Poumon communique avec l'abcès opéré. Foie gras ; cicatrices d'anciennes ulcérations du gros intestin. (Voyez à la première série).

ZANCAROL.

TABLE DES MATIÈRES

Pages

Introduction.   5

Chapitre premier. — *Procédé opératoire.*   8

Chapitre II. — *Diagnostic.*   31

Chapitre III. — *Pronostic.*   35

Chapitre IV. — *Pathogénie des abcès du foie.*   37

Chapitre V. — *Conclusions.*   43

Abcès du foie opérés par le procédé zancarol et suivis de guérison.   45

Abcès du foie opérés par le procédé zancarol et suivis de mort.   61

Imprimerie Lemale et Cie, Havre

LÉGENDES DES PLANCHES

PLANCHE I

Fig. 1. — *c*, Caillot. — *s*, Streptocoques. — *v*, Vaisseau.

Fig. 2. — *c*, Caillot. — *p*, Pus infiltré. — *pr*, Paroi. — *ch*, Cellules hépatiques détruites. — *s*, Streptocoques. — *v*, Vaisseau.

Fig. 3. — *ca*, Cavités d'abcès. — *cg*, Capsule de Glisson. — *p*, Pus infiltré.

PLANCHE II

Fig. 1. — *c*. Caillot. — *p*, Pus infiltré. — *pv*, Paroi vasculaire détruite. — *v*, Paroi vasculaire. — *s*, Streptocoques.

Fig. 2. — *b*, Bacilles saprogènes. — *m*, Musculaire. — *p*, Péritoine envahi par les streptocoques. — *pv*, Paroi vasculaire. — *sm*, Sous-muqueuse. — *v*, Vaisseau hypertrophié. — *vs*. Vaisseau hypertrophié avec streptocoques. — *s*, Streptocoques. — *g*. Détritus épithéliaux et glandulaires.

PLANCHE III

Fig. I. — *h*, Cellules hépatiques en dégénérescence granuleuse. — *p*, Pus infiltré. — *s*, Streptocoques.

Fig. 2. — *e*, Épithélium détruit. — *g*, Détritus épithélial. — *gl*, Glande de Lieberkühn. — *m*, Musculaire. — *p*, Péritoine. — *s*, Streptocoques. — *sm*, Couche sous-muqueuse.

PLANCHE IV

Fig. 1. — *ca*, Cavité de l'abcès. — *h*, Fragment sphacélé de tissu hépatique. — *s*, Streptocoques. — *p*, Pus infiltré dans la paroi de l'abcès.

Fig. 2. — *a*, Tissu sphacélé de l'abcès. — *c*, Caillots. — *p*, Pus infiltré. — *pa*, Paroi sphacélée de l'abcès. — *pv*, Paroi vasculaire détruite. — *s*, Streptocoques.

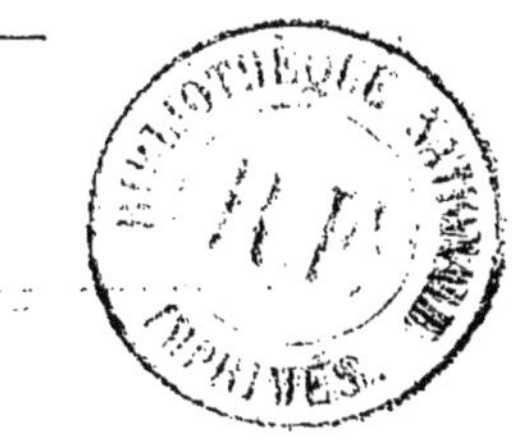

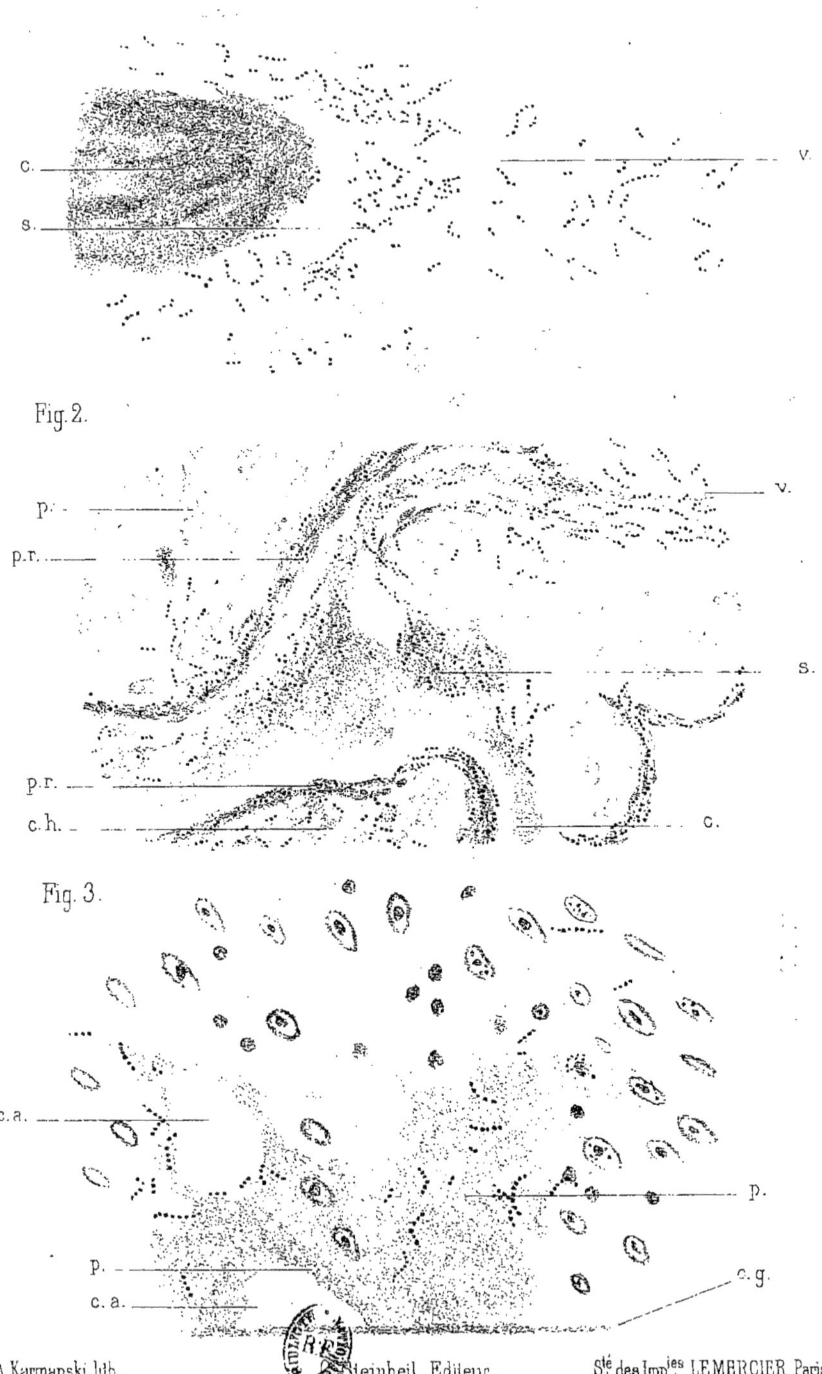
Fig. 1.
c.
s.
v.
Fig. 2.
p.
p.r.
v.
s.
p.r.
c.h.
c.
Fig. 3.
c.a.
p.
p.
c.a.
c.g.

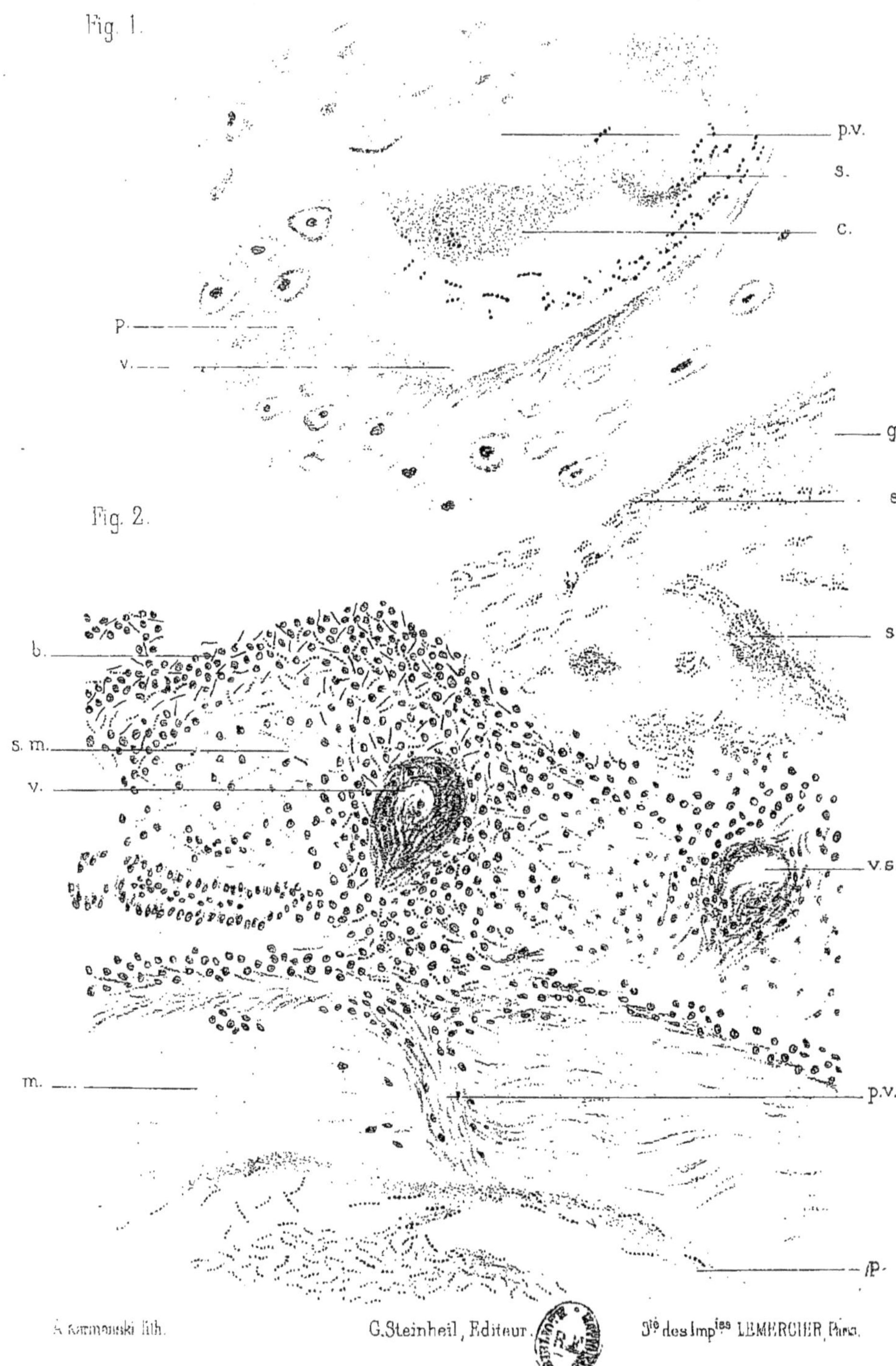

Fig. 1.
Fig. 2.
p.v.
s.
c.
P.
v.
g.
s.
s.
b.
s. m.
v.
v. s.
m.
p.v.
P.

Fig. 1.

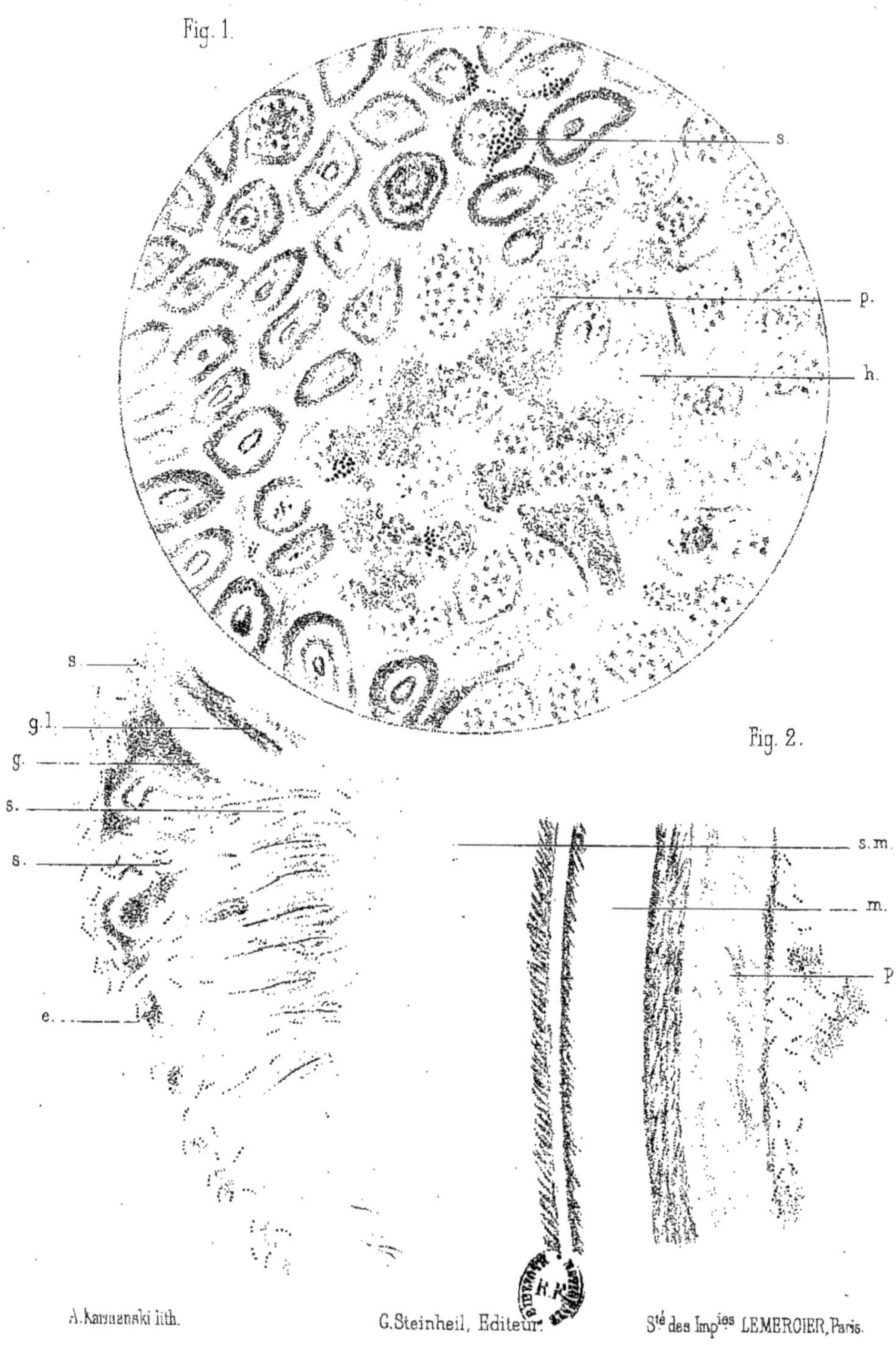

Fig. 2.

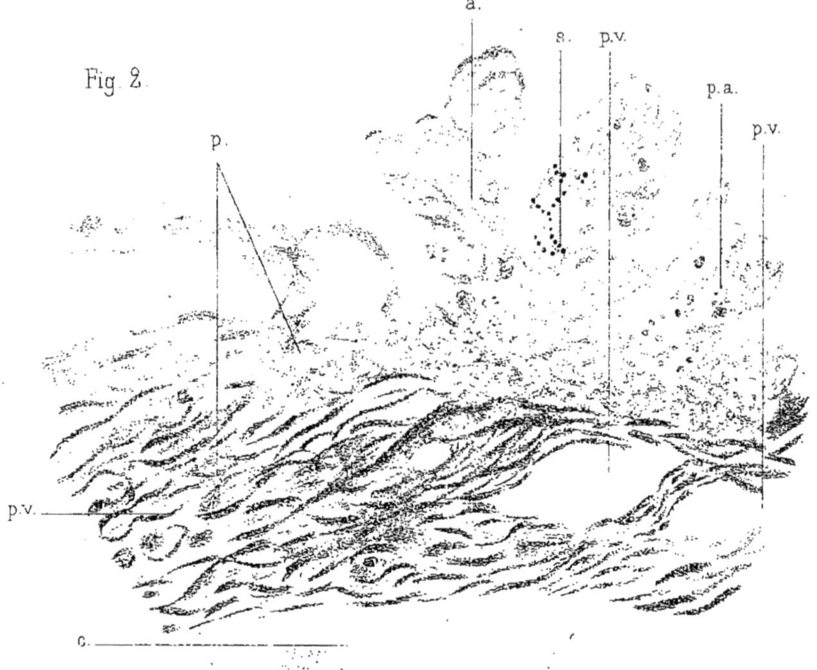

Fig. 1.

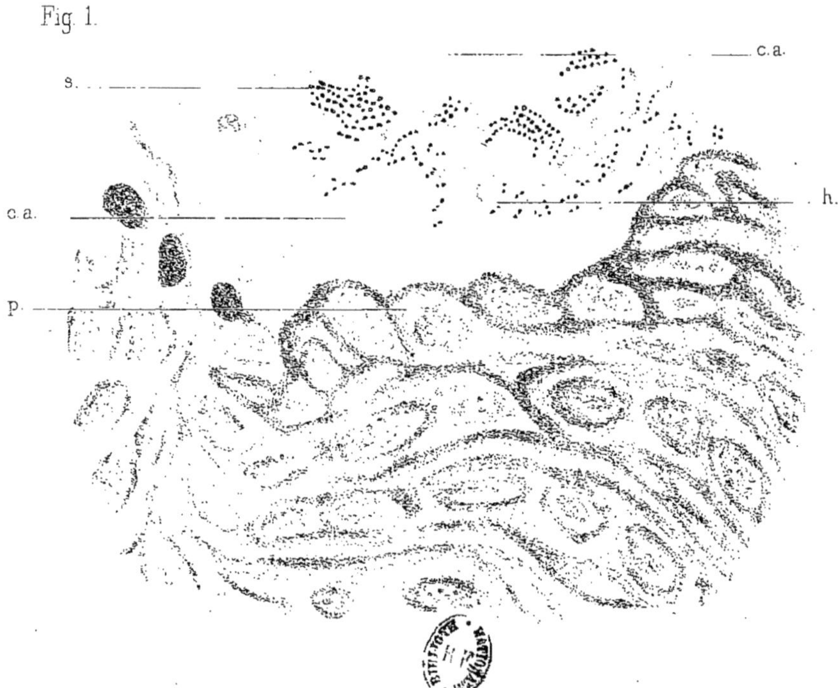

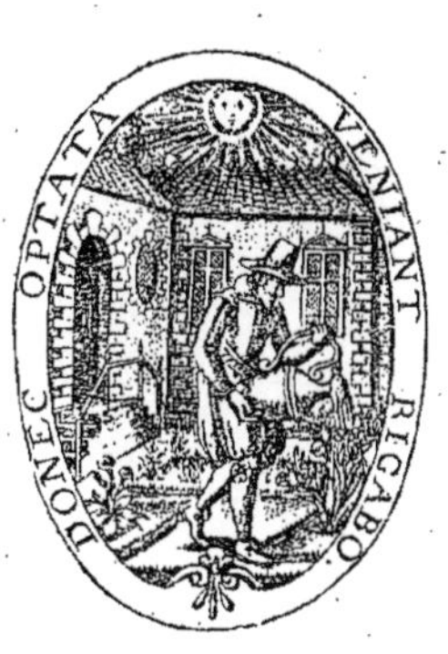

DONEC OPTATA VENIANT RIGABO